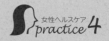

Q&Aでさらっとなっとく
産婦人科診療に役立つ

早わかり
遺伝医療入門

京都大学大学院教授
山田 重人

お茶の水女子大学大学院教授
三宅 秀彦

MCメディカ出版

序文に代えて

Q0 産婦人科診療に遺伝は関係ある？

A あります。と言わないと本書自体が成立しません！

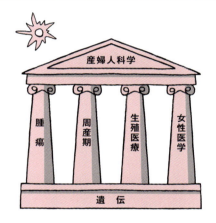

　産婦人科の領域は、腫瘍、周産期、生殖医療、女性医学などに分けられます。遺伝現象は、「継承」と「多様性」から成り立っていることを考えれば、この全ての領域に遺伝現象が関与していることは明らかです。

　周産期の領域においては、出生前診断を思い浮かべる人が多いと思います。出生前診断は、胎児治療や積極的な新生児管理などに関連する重要な技術です。また、女性の妊娠・出産に関する自己決定に大きく影響する事項でもあります。

　腫瘍の領域においては、体細胞の変異における遺伝子の関与が、分子標的薬の開発に活かされるようになっています。その一方、腫瘍の中には、生殖細胞系列の変異が大きく関与する家族性腫瘍も存在しています。

生殖医療においても、不妊・不育の原因の中に染色体異常や遺伝子変異が関与していることが知られています。また、罹患児の出生や流産を回避するために、着床前診断が行われることもあります。

　女性医学の領域においても、思春期早発や早発卵巣不全と遺伝子変異との関連も指摘されています。

　その一方、これらの診療を応用することは、代理母や配偶子提供など親子関係を複雑にします。そして今後は、ゲノム編集技術による生殖細胞系列の改変など、人類の未来も変えていく可能性も内在していることを心に留めておく必要もあるでしょう。

　いずれにしても、今後、遺伝医療を基礎からしっかり理解しておくことは重要です。本書では産婦人科に関係する遺伝医療についてトピックごとに概説していますので、基礎から学びたい、部分的に学びたい、明日患者さんが来るから知識を頭に入れておきたいなど、さまざまな目的にご利用いただければと思います。

　なお、臨床遺伝専門医の先生方、認定遺伝カウンセラーの先生方など、すでにご専門の皆さまには、本書の内容は初歩的で若干物足りないと思います。さらに深く学びたい場合にはもっとエライ先生方が執筆されている専門書をご覧になっていただいて、本書は周囲の初学の方々にお薦めいただければ幸いです。また、何かお気付きの点がございましたら、著者にメールでもFacebookのメッセンジャーでもLINEでも何でもよいので、こっそりお知らせください。

　最後になりますが、遺伝子解析技術についてご助言いただいた浜松医科大学医化学講座教授・才津浩智先生、遺伝カウンセリングの資料をご提供くださった京都大学医学部附属病院遺伝子診療部認定遺伝カウンセラー・村上裕美先生に御礼を申し上げます。

　2017年11月

三宅秀彦　山田重人

CONTENTS |目 次|

序文に代えて

Q0：産婦人科診療に遺伝は関係ある？　　　　　　　　　　　　　　　1

第1章　遺伝の基礎知識～遺伝現象と遺伝性疾患～

Q1：「遺伝性疾患」は「遺伝」する？　　　　　　　　　　　　　　　8

Q2：ゲノム、染色体、遺伝子、DNA、それぞれの関係は？　　　　　　10

Q3：染色体とは？　　　　　　　　　　　　　　　　　　　　　　　12

Q4：細胞分裂とは？　　　　　　　　　　　　　　　　　　　　　　14

Q5：遺伝性疾患はどう分類する？　　　　　　　　　　　　　　　　16

Q6：染色体数的異常とは？　　　　　　　　　　　　　　　　　　　18

Q7：常染色体の数的異常にはどのようなものがある？　　　　　　　20

Q8：性染色体の数的異常にはどのようなものがある？　　　　　　　22

Q9：染色体の構造異常とは？　　　　　　　　　　　　　　　　　　24

第2章　さまざまな遺伝形式

Q10：メンデル遺伝とは？　　　　　　　　　　　　　　　　　　　　28

Q11：常染色体劣性遺伝とは？　　　　　　　　　　　　　　　　　　30

Q12：常染色体優性遺伝とは？　　　　　　　　　　　　　　　　　　32

Q13：X連鎖遺伝とは？　　　　　　　　　　　　　　　　　　　　　34

Q14：ミトコンドリア遺伝とは？　　　　　　　　　　　　　　　　　36

Q15：多因子遺伝とは？　　　　　　　　　　　　　　　　　　　　　38

Q16：エピジェネティクスとは？　　　　　　　　　　　　　　　　　40

第3章　遺伝子変異と遺伝子関連検査

Q17：変異＝病気なの？　　　　　　　　　　　　　　　　　　　　　44

Q18：遺伝学的に異常があるとどうして病気になる？　　　　　　　　46

Q19：遺伝子関連検査とは？　　　　　　　　　　　　　　　　　　　48

Q20：遺伝子や染色体を調べるときの方法は？　　　　　　　　　　　50

Q21：どの方法で遺伝子を検査したらいい？　　　　　　　　　　　　52

Q22：遺伝病と診断されたら必ず遺伝子変異が見つかる？　　　　　　54

第4章 遺伝カウンセリング

Q23：遺伝カウンセリングでは何をする？	58
Q24：遺伝カウンセリングってどうやって行う？	60
Q25：遺伝カウンセリングの技法にはどのようなものがある？	62
Q26：家系図を作成するには？	64
Q27：再発率はどう考えたらよい？	66
Q28：遺伝カウンセリングに向けた医学的情報の収集はどのように行う？	68
Q29：遺伝カウンセリングはどこで受けられる？	70

第5章 周産期医療における遺伝

Q30：何らかの異常を持つ赤ちゃんが生まれたらどう対応する？	74
Q31：先天異常の原因にはどのようなものがある？	76
Q32：生まれる前に赤ちゃんの異常は分かる？	78
Q33：絨毛検査とは？	80
Q34：羊水検査とは？	82
Q35：非確定的検査とは？	84
Q36：無侵襲的出生前遺伝学的検査（NIPT）とは？	86
Q37：出生前に遺伝学的検査を受ける対象は？	88
Q38：遺伝性疾患を持っている場合に妊娠したらどうする？	90
Q39：他の国の出生前診断やガイドラインはどうなっている？	92

第6章 遺伝性疾患としての腫瘍

Q40：婦人科で扱うがんは「遺伝」する？	96
Q41：遺伝性腫瘍症候群の発生メカニズムは？	98
Q42：遺伝性乳癌卵巣癌症候群が疑われたら？	100
Q43：遺伝性乳癌卵巣癌症候群の検査結果はどのように説明する？	102
Q44：遺伝性乳癌卵巣癌症候群と確定したらどうする？	104
Q45：Lynch 症候群はどのように診断する？	106
Q46：Lynch 症候群と診断されたらどうする？	108

第7章 生殖補助医療と遺伝

Q47：生殖補助医療に関する問題が生じる遺伝的状況は？　112

Q48：染色体転座は配偶子形成にどのように影響する？　114

Q49：男性不妊の遺伝学的原因と診断は？　116

Q50：生殖補助医療は遺伝学的に影響する？　118

Q51：血液凝固異常の遺伝学的原因と診断は？　120

Q52：着床前胚遺伝学的検査の目的と適応は？　122

Q53：着床前診断の手順は？　124

第8章 女性医療と遺伝

Q54：女性医療に遺伝的問題が生じる状況は？　128

Q55：性分化疾患を見つけたら？　130

Q56：原発無月経と遺伝学的異常の関係は？　132

Q57：早発卵巣不全と遺伝学的異常の関係は？　134

引用・参考文献　136

索引　142

著者略歴　150

第1章

遺伝の基礎知識
～遺伝現象と遺伝性疾患～

Q1 「遺伝性疾患」は「遺伝」する？

A 「遺伝性疾患」は染色体や遺伝子の変異によって起こりますが、それら全てが「遺伝」するわけではありません。

「遺伝する」という現象では、子に親の形質が引き継がれるということに目が行きがちですが、実際には子には2人の親がいて、その親にはさらに2人の親がいて、少しずつ形質の差異が生じてきます。

日本語の「遺伝」という言葉には、英語の"heredity"と"genetic"の意味が含まれています。前者は「継承」という意味で用いられ、後者は「遺伝子（もしくは遺伝学的原因）に起因する」という意味で用いられます。

まず、ありがちな誤解ですが、核にある遺伝子は2セットあり、その1セットを子どもに渡します。よって核の遺伝子の変異を原因とする疾患では、原則として子どもに100%遺伝するということはありません（特殊な状態では100%遺伝しているように見えるので注意！）。また、遺伝子の新生変異で生じた疾患は、「遺伝学的原因を持つ」という意味で「遺伝している」のですが、親は遺伝子の変異を持っていないので「継承」という意味では「遺伝していない」ということになります。このように、遺伝性疾患は「遺伝する」とも言えますし、「遺伝しない」とも言えます。

しかし、受精卵の段階で起こった変異や、生殖細胞に生じた変異は、その変異が生殖に影響するものでなければ、次世代に変異が引き継がれることになります。特に生殖細胞系列に起こった体細胞変異を性腺モザイクと言いますが、この場合には親が無症状の場合や、末梢血の保因者診断で変異が認められない場合においても、子に疾患を認めることがあります。また、変異遺伝子を保有していても、表現型に異常の出ない人のいる疾患や、弱い表現型で疾患と気付かれない場合もありますので、「遺伝性疾患だから"遺伝"する」という固定観念に取り付かれない必要があります。

逆に、生殖適応度と言いますが、疾患によっては子を残すことが難しい疾患もあります。生殖適応度の低い、すなわち子を残すことが難しい遺伝性疾患では、子どもに

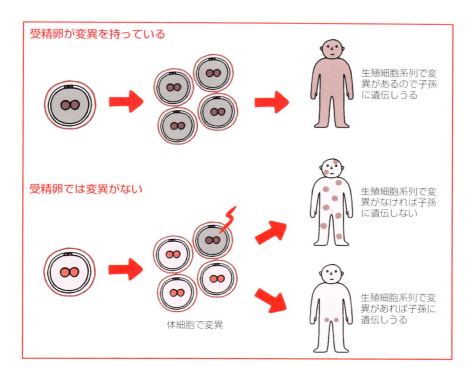

「遺伝しない」ということになります。また、生活習慣病に代表される多因子疾患では、遺伝型だけでなく、環境の要因も発症に影響しますので、親と子で疾患の発症が一致しません。

以上のように、遺伝性疾患にはさまざまなタイプがあり、それぞれについて遺伝の仕方に特徴があります。この章では、基本的な疾患について分類して解説していきます。

> 胎盤性モザイク：周産期の遺伝学的検査では胎盤性モザイク（confined placental mosaicism；CPM）が話題となります。絨毛検体では、1～2％にCPMがあると報告されますが、CPMがあっても胎児には染色体異常がない場合があり、それは胎盤のみのモザイクということになります。検体が胎盤由来のものかどうかが重要です。

Q2 ゲノム、染色体、遺伝子、DNA、それぞれの関係は？

A ゲノムは図書館、染色体が本、遺伝子が本に書かれている項目、DNA が文字、というイメージです。

まず、生物科学的な理解として、DNA（デオキシリボ核酸）は塩基（アデニン〔A〕、グアニン〔G〕、チミン〔T〕、シトシン〔C〕とか習いましたね？）を持ったヒモ状のものです。これがヒストンというタンパク質にぐるぐると巻き付いて、さらに高次構造をとってコンパクトにまとめられたものが染色体です。

ゲノムとは、細胞もしくは生物の個体の中に含まれている DNA の持つ遺伝情報 1 セットを指します。よってヒト染色体の 24 種類（常染色体 1 番〜 22 番と X、Y 染色体）と、ミトコンドリア内にあるミトコンドリア DNA を加えたもの、それがヒトゲノムということになります。ヒトゲノムは、約 3.1Gb（ギガ塩基対）で構成されています。

ゲノムの中には、タンパク質の一次構造に対応する mRNA の情報を含んだ DNA 領域があり、これらはゲノムの約 1.2％程度でしかありません。このタンパク質の設計図となる領域であるコード DNA 領域に対して、タンパク質を作り出さない非コード DNA 領域が広く存在しています。非コード DNA には、細胞の中でさまざまな調節を行う RNA の設計図となる領域もあります。

遺伝子は、これらのタンパク質や RNA の設計図となる DNA 領域です。「遺伝する情報の 1 単位が遺伝子」と捉えるのが分かりやすいかもしれません。ヒトゲノムの参照配列である GRCh38.p10 によると、2017 年 7 月の段階で、タンパク質をコードする遺伝子の数は 20,338 あります。1 つの遺伝子はスプライシングの過程によって、複数のタンパク質を作ることができます。それ以外にも、タンパク質を作らない遺伝子が 22,521 種類あり、ほかにも重複で生じたが本来の機能を失った偽遺伝子といった領域も存在しています。

ゲノムの中で、タンパク質の設計図になる遺伝子をコーディング遺伝子と言います。

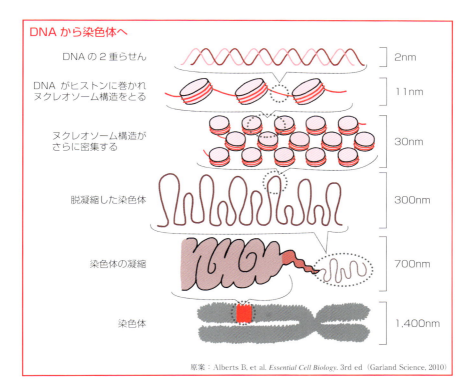

原案:Alberts B, et al. *Essential Cell Biology*. 3rd ed(Garland Science, 2010)

たとえるなら、遺伝子は設計図で、染色体は設計図をまとめた本の分冊、ゲノムは設計図をまとめた本のセット、そして DNA は設計図を書くための文字ということになります。

> ヒトゲノム計画：上記のように、ヒトのゲノムは 24 種類の染色体から成るのですが、この全塩基配列を全部読んでしまおうというものでした。1990 年から 30 億ドルの予算で開始され、2003 年に完了しました。その後、ゲノム解析の技術は飛躍的に進歩し、高速かつ安価になっていきます。現在では、1,000 ドル程度で数日あればかなり信頼性の高いでゲノムの解読ができるようになりました。

Q3 染色体とは？

A 常染色体と性染色体から成ります。それぞれの特徴を理解しておきましょう。

染色体は DNA の糸が巻き取られた存在だということは Q2 で説明しました。これはすなわち、染色体が遺伝子の集合体であるということです。普段の染色体は、細胞の核の中で伸びた状態で存在しています。これが細胞分裂の時に、凝縮といって、グッとまとまって染色体という構造を取ります。つまり染色体は、遺伝子を次の世代に伝えるときに使われるコンテナ的構造なのです。

染色体は、1882 年に発見されました。これは、メンデルの遺伝の法則が提唱された 1866 年と、再発見される 1900 年の間の出来事です。染色体はペアの半分を子孫に伝えることから、1902 年に Morgan が遺伝子の染色体局在説を唱えました。メンデルは染色体が遺伝子を運ぶコンテナであることを知る由もなく、染色体に複数の遺伝子が乗っかって動くことを想定できなかったのです。

染色体の本数は生物種によって多様です。遺伝学的研究に用いられたショウジョウバエは 4 対 8 本、ヒトに近い生物種であるチンパンジーは 24 対 48 本です。ヒトの染色体は 23 対 46 本ですが、これが確認されたのは 1956 年のことでした。

染色体は、常染色体と性染色体とに分けられます。常染色体は 1 番から 22 番が対になって計 44 本です。そして、組み合わせによって性別を生み出す染色体が、性染色体です。ヒトでは X と Y の組み合わせで、基本形は女性なのですが、Y があると男性になります。X には重要な遺伝子が多く存在していますが、Y は男性にする遺伝子が存在しているだけの小さな染色体です。この男女の遺伝子量のバランスを取るために、女性の X 染色体では、不活化といって、全身の各細胞で両親由来のどちらかがランダムに選ばれ、多くの部分が休みます。休まない部分の代表として、偽常染色体領域という X 染色体の短腕の端と Y 染色体の短腕の端に共通の配列があります。

染色体の構造には、細胞分裂の時に引っ張る紡錘糸が付着するセントロメアという

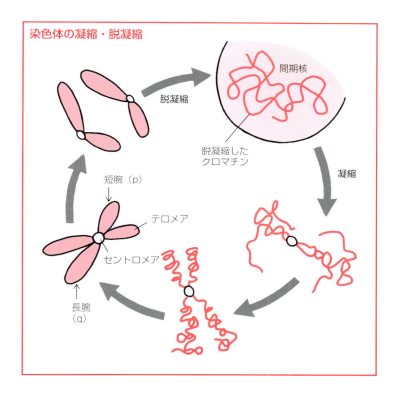

部位があり、ここから両端に「腕」が伸びています。短い腕を短腕（略称"p"）、長いものを長腕（略称"q"）と言います。短腕と長腕の長さを比べて、ほぼ同じなのが中部着糸型染色体、短腕がやや短いのが次中部着糸型染色体、短腕がとても短いのが端部着糸型染色体です。端部着糸型染色体は13、14、15、21、22とY染色体ですが、Y以外の常染色体の短腕はサテライトというリボソームRNAをコードしている領域で、一つの染色体でなくなったり増えたりしても影響しない部分です。

染色体テリトリー：細胞の核の中にはゲノムが染色体の形で存在します。そこでは個々の染色体が空間的に決まった領域に格納されていることが知られていて、これを染色体テリトリーと呼びます。遺伝子の調節やゲノムの安定性に関係する重要な構造であるにもかかわらず、それを維持するメカニズムについてはまだ明らかとなっていません。

Q4 細胞分裂とは？

A 2 種類あって、体細胞分裂は完全なコピーを作るための細胞分裂で、減数分裂は多様性を増すための細胞分裂です。

　ヒトを含めて、遺伝の情報は 2 つのゲノムから成るセットで構成されています。細胞分裂には、体細胞分裂と減数分裂とがあります。体細胞分裂は、同じ遺伝情報を持った細胞を複製するプロセスです。一方、減数分裂は、親の遺伝情報の半分を子どもに渡すための細胞である配偶子を作るためのプロセスです。昔、生物の授業で、「体細胞分裂は 2n → 4n → 2n、減数分裂は 2n → 4n → 2n → n」と覚えた人もいるかもしれません。ざっくりとは正しいですが、根本的には違います。

　体細胞分裂では、合成期に DNA の複製が行われ、DNA のコピー数は「2c → 4c」になります。その後、分裂期に入り、細胞が 2 つに分かれる時、各染色体の染色分体がそれぞれの娘細胞に分配され、各細胞内の DNA のコピー数は「4c → 2c」となり、細胞は正しくコピーされます。これは、体のあらゆるところで起こる「普通の」細胞分裂と言えます（染色体数を示す「2n」との違いに注意！ 右図も参照）。

　これに対して減数分裂は、最初に DNA 複製が起こり DNA のコピー数が 2c → 4c となるところまでは同じですが、そこからのステップが違います。「4c → 2c → c」と 2 回の分裂があり、それぞれ減数第 1 分裂、減数第 2 分裂と呼ばれます。減数第 1 分裂では相同染色体間の乗換え（交差）が起こり、一部の配列が取り替えられます（組換え）。その後、分裂（4c → 2c）が終了し、DNA コピー数「2c」の細胞ができますが、図のように、体細胞分裂後の細胞とは同じコピー数「2c」でも異なる細胞です。さらに、減数第 2 分裂が起こり、DNA コピー数「c」の細胞ができ、これが配偶子となります。

　配偶子の形成は性別によって異なります。男性では思春期以降に精子の形成が開始され、減数分裂が続きます。一方、女性の減数分裂は、胎生期に減数第 1 分裂がいったん停止し、排卵の後に再開して終了します。そして、受精時に減数第 2 分裂が完了します。よって、男性の精子形成では、減数分裂に至るまでの体細胞分裂の回数が多

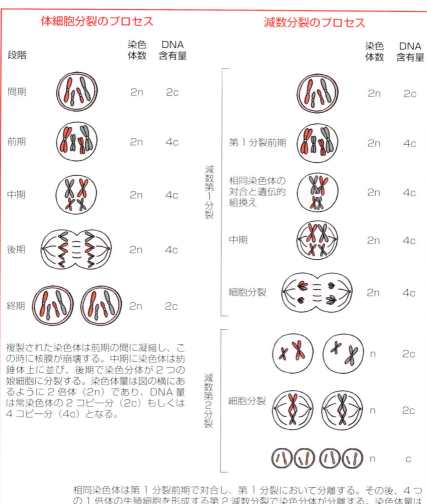

原案：Korf BR, et al. *Human Genetics and Genomics*, 4th ed（Wiley-Blackwell, 2013）

いため、遺伝子の新生変異が起こりやすく、女性の卵子形成では、減数分裂が完了するまでの時間が10～50年かかるため、これが染色体の不分離に影響すると考えられています（染色体の不分離についてはQ7参照）。

Q5 遺伝性疾患はどう分類する？

A 単一遺伝子疾患、染色体異常症、多因子遺伝病、ミトコンドリア遺伝性疾患、体細胞遺伝病に分けるのが一般的です。

遺伝性疾患は、遺伝の形式から下記の5種類に分けるのが一般的です。遺伝性疾患のデータベースであるOMIM®は番号で項目を整理していますが、この番号は、原因／関連アレルの存在する位置によって決まっています。このため、一つの疾患にいくつもの原因遺伝子が存在している疾患、すなわち遺伝的異質性のある疾患では、エントリーが複数にまたがります。なお、OMIM®は表現型だけでなく、遺伝子についても記載しています。表現型と遺伝子の見分け方ですが、頭に"#"がついているか、何もなければ原則的に表現型です。頭に"*"か"+"なら遺伝子を表しており、"%"の場合は表現型、アレルの両方の可能性があります。

単一遺伝子疾患：いわゆるメンデル遺伝病。遺伝様式によりさらに常染色体優性・劣性、X連鎖性、Y連鎖性に分けられます（Q10 ～ 13）。X染色体とY染色体にはDNA配列が共通する偽常染色体領域が存在し、この部分に存在する遺伝子の変異を原因とする疾患は、性別に関係なく、常染色体遺伝のように分離します。

染色体異常症：細胞の核にある遺伝情報の担体である染色体に関する異常。数的異常、構造異常、隣接遺伝子症候群などがあります（Q6 ～ 9）。染色体の異常による表現型の異常は、数的異常では遺伝子の量の変化が主な原因となりますが、構造異常では量の変化だけでなく遺伝子の切断や再構成が疾患の原因となることがあります。

多因子遺伝病（多因子疾患）（Q15）：複数の遺伝的要因と、環境要因の相互作用によって生じる疾患を多因子疾患と言います。多因子疾患は、いわゆる「ありふれた疾患」（common disease）であることが多く、一般集団と血縁者内での発症頻度の比較によって確認されます。

ミトコンドリア遺伝性疾患（CQ14）：ミトコンドリアの中に存在するミトコンドリアDNAの変異によって生じる疾患です。ミトコンドリアに関連するタンパク質は、核遺

> **OMIM®：6桁の数字の意味**
> 1----（100000-）
> 2----（200000-）：1994年5月15日まで登録された常
> 　　　　　　　　染色体上の遺伝子座または表現型
> 3----（300000-）：X染色体上の遺伝子座または表現型
> 4----（400000-）：Y染色体上の遺伝子座または表現型
> 5----（500000-）：ミトコンドリアDNA上の遺伝子座ま
> 　　　　　　　　たは表現型
> 6----（600000-）：1994年5月15日以降に登録された
> 　　　　　　　　常染色体上の遺伝子座または表現型

伝子にもコードされているため、ミトコンドリアに異常が起こっていても、必ずしもミトコンドリアDNAに異常があるとは限りません。

体細胞遺伝病：体細胞に起こった遺伝子変異による疾患です。最も一般的なのは「がん」です。生殖細胞に変異が生じていなければ、次世代に引き継がれません。

OMIM®：Online Mendelian Inheritance in Man®の略です。ビクトル・マキュージック博士により編纂された書籍のオンライン版として始まり、現在では遺伝子変異による疾患に関する最新情報が得られるサイトとして有名です。URLはこちら→ https://www.omim.org

アレルとは？：染色体のある部分（座位と言います）には、特定の配列や遺伝子が存在しています。ヒトは対で遺伝子を持っていますが、この2つのそれぞれ1つをアレルと言います。以前は対立遺伝子と呼ばれていましたが、遺伝子だけでなくDNA配列も指しますので、アレルという言葉を使います。

遺伝型－表現型：遺伝型（genotype）は、個人の持つゲノム全体または特定の座位における遺伝的な構成のことを言います。表現型（phenotype）は、その名の通り、細胞や個体に見られる特徴を指します。遺伝型と表現型の相関はさまざまで、アレルの特定の変化から表現型を予測できる疾患もあれば、全く予測できない疾患もあります。

Q6 染色体数的異常とは？

A 通常は 46 本ある染色体の本数が変わってしまっている状態で、異数性と倍数性とに分けることができます。

　染色体の異常にもさまざまな種類がありますが、染色体の本数が変わってしまっているものを「数的異常」と言います。数的異常は、倍数性と異数性とに分けられます。倍数性とは、ヒトでは 23 本の半数体のセットが整数倍で存在している場合を言います。異数性は倍数体に対して増減が生じている状態です。

　数的異常では、遺伝子の量の変化が表現型に影響します。量が減る方が、増える方よりも、表現型への影響が大きくなるのが一般的です。実際に、X 染色体以外のモノソミーは生存できません。

　女性の X 染色体では、2 本あるうちの 1 本が特定の部分を除いて不活化されているので、1 本だけでも生存することが可能です。なお、この不活化は親由来に影響されず、体の中の細胞ごとにランダムに生じ、46,XX の女性の体では、父親由来の X 染色体と母親由来の X 染色体が働いている細胞がそれぞれ存在しています。働いている比は、女性個人ごとに異なり、集団で見ると 1：1 を平均に正規分布をとります。これはすなわち、片親に偏る場合もあるということです。

　また、染色体ごとが持つ遺伝子の数は、それぞれ異なっています。常染色体でコーディング遺伝子の数が最も少ない染色体は 21 番染色体、続いて 18 番、13 番です。この 21、18、13 番以外の染色体が 1 本まるごとトリソミーになった状態ではほとんど出生できません。しかし、正常核型とのモザイクでは 21、18、13 番以外のトリソミーでも出生する可能性があります。またいくつかの染色体では、少数ではありますが、非モザイクトリソミーで出生した報告があります（Q7 参照）。

　倍数体も 2 倍体が正常ですが、それ以外の異数体では生存できません。3 倍体では、母親由来の染色体が 2 セットと父親由来が 1 セットの組み合わせと、父親由来の染色体が 2 セットと母親由来が 1 セットの組み合わせでは症状が異なり、父親由来が多い

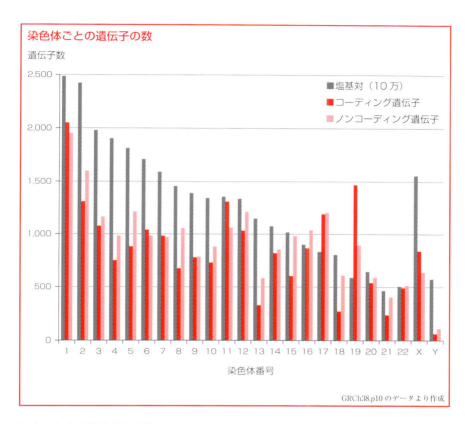

場合は部分胞状奇胎を合併することがあります。

> **流産胎児と染色体異常**：流産胎児にはトリソミーが観察されることが知られており、16 トリソミー、22 トリソミーが多く見られます。上記のような数的異常以外にも、転座（Q9 参照）に伴い染色体の部分トリソミーや部分モノソミーが起こることがあり、その症状は極めて多様です。今後、アレイ CGH による染色体検査が普及するようになると、部分トリソミーや部分モノソミーの検出率が上がり、その対応に苦慮する事態になるかもしれません。

Q7 常染色体の数的異常にはどのようなものがある？

A トリソミー、部分トリソミーや部分モノソミーが疾患として見られます。

　染色体の 23 対、46 本を基本的に考えます。染色体 23 種類がセットで数が変わることを倍数体といいます。○○ソミーというのは、数種類の染色体の数に変化が起こったことを表します。

ある染色体が 1 本もないもの：ナリソミーと言います。着床前に全て死亡します。

ある染色体が 1 本足りないもの：モノソミーと言います。常染色体全体がモノソミーになった場合は、例外なく致死です。流産胎児に 21 モノソミーがわずかに見られます。染色体の一部が欠失して、減った状態である部分モノソミーでは、出生することもあります。この場合、出生時および生後の症状には、染色体の減った部分の長さや遺伝子の量などが影響します。

ある染色体が 1 本多いもの：トリソミー。日本語では「番号＋トリソミー」で呼びます。21 トリソミーには Down 症候群、18 トリソミーには Edwards 症候群、13 トリソミーには Patau 症候群と、最初の報告者の名前がついています。染色体に含まれる遺伝子が多いとトリソミーの影響を受けやすいので、遺伝子数の少ないトリソミー（21 番：235 個、18 番：268 個、13 番個 323 個）では出生の可能性が高くなります。Down 症候群の平均余命は 50 〜 60 歳と言われています。18 トリソミー、13 トリソミーでは、生後 1 年以内に亡くなることも多いのですが、長期に生存している人たちも多くいます。また、7、8、9、10、14、22 番では、少ない数ですが非モザイクのトリソミーが報告されています。モザイクの場合では、その他の染色体でも出生例が認められています。

　トリソミーは母体年齢の上昇とともに頻度が増加しますが、これには染色体の不分離という現象が関与していると考えられます。最近では、姉妹染色分体を接着するコヒーシンという物質の加齢による変化が、数的異常の原因になっているという考え方

表　染色体の数的異常

染色体異常	出生当たりの頻度	核型	主な特徴	主な合併症
21トリソミー（Down症候群）	600〜800出生に1人	47, +21ほかに、モザイク型や転座型	特徴的な顔貌（眼瞼裂斜上、鼻根部平坦、内眼角贅皮、舌の突出）、手掌単一屈曲線、筋緊張低下	先天性心疾患、発達の遅れ、一過性骨髄増殖症、消化器疾患、環軸亜脱臼など
18トリソミー（Edwards症候群）	3,500〜8,500出生に1人	47, +18ほかに、モザイク型	胎児期からの成長障害、身体的特徴（手指の重なり、短い胸骨、揺り椅子状の足など）	心疾患、発達の遅れ、消化器疾患、泌尿器系合併症、悪性腫瘍（Wilms腫瘍、肝芽腫）、臍帯ヘルニアなど
13トリソミー（Patau症候群）	5,000〜12,000出生に1人	47, +13ほかに、モザイク型や転座型	小頭症、頭皮欠損、頭蓋骨部分欠損、小眼球症、口唇口蓋裂・高口蓋など	成長障害、発達の遅れ、中枢神経系合併症（全前脳胞症、けいれん）、呼吸器合併症、先天性心疾患、消化器合併症、尿路生殖器合併症など

ここに記載した全ての疾患を持つわけではないことに注意！

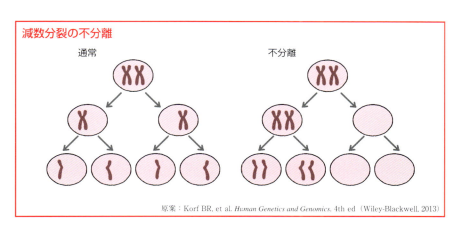

原案：Korf BR, et al. *Human Genetics and Genomics*. 4th ed（Wiley-Blackwell, 2013）

も出てきています。また、2種類の染色体が3本ずつになっていることがあります。このような状態をダブルトリソミーと言います。

ある染色体が2本多いもの：テトラソミーです。染色体全体がテトラソミーとなった場合には生存できません。テトラソミーによる症候群で最も知られているのは、12番染色体短腕部分がテトラソミーとなった細胞と正常の核型を持った細胞とがモザイクになった状態であるPallister-Killian症候群（OMIM＃601803）です。

Q8 性染色体の数的異常にはどのようなものがある？

A モノソミーやトリソミー、それ以上の過剰なものがあります。

　性染色体は男性が XY、女性が XX で、X が 1 本あれば機能し、Y 染色体はあってもなくても生存には影響しない（だって女性は Y がなくても生きている！）ため、数的異常により影響を受けにくいとされています。X 染色体は、2 本以上ある場合、1 本を残して残りの X 染色体の大部分の働きは抑えられてしまいます。これを「X 染色体の不活化」と言います。不活化された方の染色体は凝縮した状態として観察され、バー小体（Barr body）と呼ばれます。X 染色体の短腕と長腕の末端は、Y 染色体の共通領域で、この領域では不活化が起こりません。この領域は偽常染色体領域（pseudoautosomal region；PAR）と呼ばれ、短腕側が PAR1、長腕側が PAR2 と名付けられています。数的異常の場合では、この部分の遺伝子量が表現型に影響します。最もよく知られている偽常染色体領域の遺伝子として、身長を決定する遺伝子の一つである *SHOX* 遺伝子があります。この *SHOX* 遺伝子の影響で、X モノソミーでは低身長を来し、X や Y の数が増加すると高身長を来しやすくなります。

Klinefelter 症候群：核型は 47,XXY が標準型になります。出生男児の 1,000 に 1 人、無精子症の 5 ～ 10%、高度乏精子症の 2 ～ 5%で認められます。思春期以前の診断は困難で、診断されていない成人男性も多くいると言われています。精巣内精子がある場合、精巣内精子を採取し顕微授精を行い、生児を得たケースもあります。精子の核型は、24,XX もしくは 24,XY となることが一般頻度に比べて多くなると言われていますが、性染色体の数的異常を持つ精子の割合は 2 ～ 3.5%程度です。

XYY 男性：出生男児の 1,000 に 1 人。子ども世代に明らかな性染色体異常の増加は認めません。

XXX 女性：女性の 1,000 人に 1 人。偶然に見つかることがほとんどです。配偶子の核型は 23,X となることが多いので、次世代に引き継ぐことはほとんどないと考えら

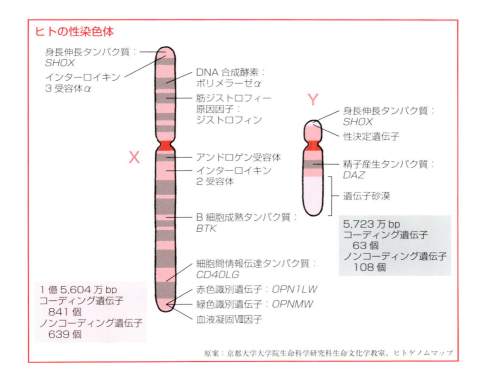

原案：京都大学大学院生命科学研究科生命文化学教室、ヒトゲノムマップ

れます。3％程度に早発卵巣不全を来すことがあります。Xの数が増えたXXXX女性では、不活化されない遺伝子の影響で若干の遺伝学的問題が生じる可能性があります。

Turner 症候群：45,Xが標準核型ですが、同腕染色体による46,X,i(Xq)やモザイク型の45,X/46,XX、その他リングX染色体などによって生じます。多くは胎児期に流産となります。低身長や大動脈疾患、性腺機能不全が特徴的な所見です。染色体にY染色体の成分がある場合には性腺腫瘍のリスクとなるため、摘出術が必要です。

> **性の決定**：「性染色体によって性が決定される」といっても、遺伝学的な性、生殖腺の性、表現型の性など、生物学的性の決定には複数の因子が関与します。これに加え、性自認や性指向など、「性」の定義は実際には非常に複雑であることに留意する必要があります。なお、生物学的性決定に問題がある場合、性分化疾患（DSD）と総称されます（詳細はQ55へ）。

Q9 染色体の構造異常とは？

A 染色体の一部が切れて、細かい場所や向きが入れ替わった状態です。ゲノムの量が変わることもあります。

　染色体を形作る DNA の糸が途中で切れて、元とは違う形で再構成された状態を構造異常と言います。構造異常には、ゲノムの量が変わらない変化（均衡型異常）と、ゲノムの量が変わる変化（不均衡型異常）とがあります。均衡型異常では、本人の健康に影響する可能性はそれほど高くありませんが、減数分裂の時に不均衡な配偶子を作ることがあるため、不妊症や不育症の原因となることがあります。不均衡型異常の場合は、妊娠が成立しても流産となったり、生まれてきた場合もゲノムの量の変化の度合いによりさまざまな症状が現れます。

相互転座：2 つ以上の染色体で、それぞれ染色体で 1 カ所以上に切断が起こり、違う染色体どうしが入れ替わった状態を言います。2 つの染色体で染色体の一部を交換していることが多いのですが、3 つ以上の染色体で玉突き式に入れ替わっていることもあります。G-band で確認された均衡型転座で新生変異の場合では、遺伝子の再構成が起こったりわずかな欠失などがあれば症状が出ることがあります。

ロバートソン転座：端部着糸型染色体の 13、14、15、21、22 番染色体の、長腕どうしがつながった状態を言います。この時、短腕が失われますが、これらの染色体の短腕は同じようにリボソーム RNA をコードしているので、表現型に影響しません。

逆位：1 つの染色体の 2 カ所が切断し、方向が入れ替わった状態を言います。切断点が同じ腕の中にある場合を腕内逆位、セントロメアを跨ぐ場合を腕間逆位と言います。

欠失：その名の通り、染色体の一部がなくなることです。染色体の末端がなくなった場合を端部欠失、途中がなくなった場合を中間部欠失と言います。

挿入：染色体の途中が切れ、間に別の染色体の部分が入りこんでいる状態です。

重複：染色体の一部分が増えて重複している状態です。

環状染色体：染色体の両側の末端が欠失して、断端どうしが結合して環状になった染

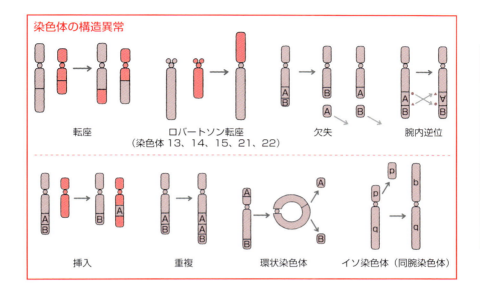

染色体の構造異常

転座 / ロバートソン転座（染色体 13、14、15、21、22）/ 欠失 / 腕内逆位

挿入 / 重複 / 環状染色体 / イソ染色体（同腕染色体）

色体を言います。親子で引き継がれている環状染色体もあります。

同腕染色体：同腕染色体は、同じ番号の染色体の長腕どうし、もしくは短腕どうしのみで構成される染色体です。

マーカー染色体：由来不明の過剰な染色体のことを言います。小型のマーカー染色体のうち70％は、存在していても表現型に影響を与えないと言われています。

> **染色体異常症を調べる**：以前は「Schinzel の Catalog」と呼ばれた書籍 "*Catalogue of Unbalanced Chromosome Aberrations in Man*" があり、百科事典のように調べながら日常臨床にあたっていましたが、現在では入手が困難になっています。近年、ECARUCA（http://ecaruca.radboudumc.nl/）というデータベースが充実してきており、これを使うことが増えています。
>
> **染色体異常の記載法**：染色体検査結果の核型の記載は、ヒト染色体に関する国際命名規約である International System for Human Cytogenetic Nomenclature（ISCN）によって規定されてます。最新のものは「ISCN 2016」です。筆者のまわりには、保存用と自炊用と普段使い用で3冊買う、なんて人が複数います。電子ブックになれば、そういう事態もなくなるのかも、ですが……。

第 2 章

さまざまな遺伝形式

Q10 メンデル遺伝とは？

A 単一遺伝子による遺伝で、優性／劣性、常染色体／性染色体に分けて分類します。

「メンデルの法則」は、分離の法則、独立の法則、優性の法則、の３つの法則から成っています。１つのアレルが１つの表現型に対応していることから成る法則なので、単純にメンデル遺伝病を考えると、純粋に単一遺伝子疾患のことでよいと思います。

メンデルが考えていたのは、遺伝の情報を伝える遺伝子にはいろいろな表現型に対応しているものがあり、遺伝の情報を伝える遺伝子はペアで存在し、配偶子はそのうち１つを伝え、受精で２つに戻り、その組み合わせで表現型が決まるという理屈です。メンデルが有名なエンドウ豆の実験で選んだ形質は、全て別の遺伝子に乗っていたため、分離だけではなく、独立の法則も見つかりました。しかし、同じ染色体に乗っている遺伝子では独立の法則が当てはまらなくなるので、全ての遺伝子に一般化できる法則ではありません。メンデル遺伝病を考える際には、疾患の原因とならない野生型アレルと、疾患の原因となる変異型アレル、この２つの組み合わせが親子でどのように動き、表現型とどのように関連しているかで考えると分かりやすいでしょう。

メンデル遺伝病を考える際、ホモ接合体とヘテロ接合体という言葉が、とても重要です。ここでは右ページの図を使って解説します。図の家系図では、灰色を野生型アレル、赤はあるアレルに特定の変異があるものです。同じ型のアレルを持っている場合をホモ接合体と言い、図の家系図だと灰色２本を持っている人を野生型ホモ接合体、赤２本を持っている人を変異型ホモ接合体と言います。それに対して、異なるアレルを持った人、図では灰色１本赤１本の人ですが、このような状態をヘテロ接合体と言います。変異型アレルが複数種類あって、異なる変異型アレルを持っている個人は、複合ヘテロ（コンパウンドヘテロ）接合体と呼びます。

野生型アレルと変異型アレルのヘテロ接合体、もしくは変異型アレルのホモ接合体で疾患となるのが優性遺伝病、変異型アレルのホモ接合体で発症するのが劣性遺伝病

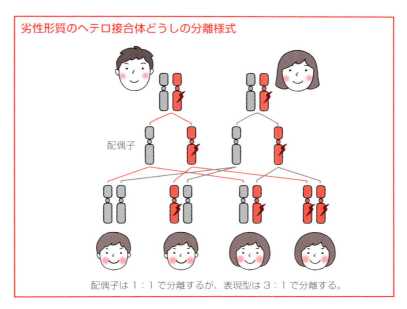

劣性形質のヘテロ接合体どうしの分離様式

配偶子

配偶子は1:1で分離するが、表現型は3:1で分離する。

です。

　性染色体の関連する遺伝でも、Y染色体は、偽常染色体領域を除いてX染色体を補完できず、さらに表現型に男性化が付いてくる、と考えればよいと思います。

　実際のメンデル遺伝では例外が多くあります。同じ遺伝子の変化が、優性遺伝や劣性遺伝の両方を呈することや、疾患の原因遺伝子とは他の遺伝子が発症に影響して複雑な遺伝形式を示したりすること、常染色体遺伝にもかかわらず男女で表現型が異なったりする場合などがあります。

> **独立の法則と連鎖**：メンデルが実験で選んだ形質は、いずれも異なった染色体上に存在していたため、独立の法則が成立しました。しかし、同じ染色体上に複数の形質の遺伝子が存在する場合には、一緒になって次世代に伝わることになり、これを遺伝子の連鎖（linkage）と呼びます。
>
> **顕性と潜性**：優性、劣性という言葉は、表現型への影響の強さの差を示していますが、遺伝子の「質」を示すようにも見えます。そこで、日本遺伝学会（日本人類遺伝学会とは違います）は、顕性、潜性という言葉を提案しました。結構話題になりましたから、段々に変わっていくかもしれませんね。

Q11 常染色体劣性遺伝とは？

A 両親それぞれから伝わる一対の常染色体上にあるアレルの両方に変異があって初めて発症する遺伝形式のことです。

常染色体上に存在するアレルの両方に変異が認められた場合に、ある表現型が発現する遺伝形式が常染色体劣性遺伝です。「劣性」は「劣っている」という意味ではなく、その表現型を「見せにくい」という意味です。多くの遺伝子では、2つあるアレルがフル稼働しなくても十分に機能が保たれています。よって、片方のアレルが働かなくても表現型は正常ですが、両方のアレルが働かなくなると機能不全に陥ります。このように多くの常染色体劣性遺伝疾患では、正常な機能が失われることが疾患発生のメカニズムとして説明できます。

常染色体劣性遺伝のある家系図では、家系の中には誰も発症した人はなく、その疾患は突然に現れたように見えます。しかし、患者である子どもを持った夫婦では、同じ疾患を持った子どもが繰り返し誕生することがあります。また発症は性別に関係なく見られます。その夫婦とそれ以外の家系員との間で発症の頻度が異なっているのです。突然変異の例もあることが分かっていますが、原則的には患者の子どもを持つ健康な夫婦は2人とも変異型アレルの保因者だと考えられます。よって、メンデルの分離の法則から、次子も患者である確率は1/4です。また、患者／保因者の健康な血縁者については、近親度から保因者頻度が推定できます。患者の両親の片親や兄弟は1/4の確率で保因者です。患者の健康なきょうだいは、2/3の確率で保因者です。人は誰でも何らかの常染色体劣性遺伝病の保因者ですので、アレルの相同性が高くなる近親婚で発症率が高くなるのです。

一方、一般集団に保因者が存在する頻度は、罹患者頻度をもとにHardy-Weinbergの法則から推定されます。1万人に1人の疾患であれば、1/50の確率です。このように、変異型アレルを持つ確率が、家系内に発症者がいる場合とそうでない場合とで異なることが、家系の中で突然発症したように見える原因です。

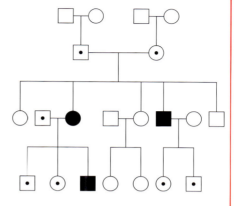

常染色体劣性遺伝病の分離パターン例と想定される家系図

		保因者（Aa）	
	配偶子	A	a
保因者（Aa）	A	AA（非保因者）	Aa（保因者）
	a	Aa（保因者）	aa（罹患）

保因者と保因者の間では、1/4の確率で罹患者が生まれ、非発症者の2/3が保因者となる。

		罹患者（aa）	
	配偶子	a	a
非保因者（AA）	A	Aa（保因者）	Aa（保因者）
	A	Aa（保因者）	Aa（保因者）

罹患者と非保因者の間の子は全て非発症であるが、全て保因者となる。

A：野生型アレル
a：変異型アレル
ここでの非保因者とは、非発症で保因者でないことを示す。

三宅秀彦「メンデル遺伝」『産婦人科の実際』64（3）、2015、276より引用改変

　遺伝学的検査で遺伝子の変異を見た際、近親婚の場合では同じ変異を持っている可能性が高いです。しかし、近親婚でなくても同じ変異を持つ場合もあります。これは創始者効果といって、1人の遠い祖先から始まった変異が集団に広まっており、それがたまたま出会った現象です。また、2つのアレルにそれぞれ異なる変異が入って発症することもあります。これが複合ヘテロです。

近親婚：常染色体劣性遺伝病の発症率が高くなるということで、遺伝カウンセリングの現場でもしばしば遭遇します。結婚前では、変異型アレルを共有する確率は1/8、したがって発症率は1/32で、あまり心配はいらないという話をすることになるのですが、より重要なのは、誰がどのような心配をしているのかを十分に聞き出して、それを解決することではないかと思うのです。

Q12 常染色体優性遺伝とは？

A 両親それぞれから伝わる常染色体上に存在する 1 対の遺伝子の一方に変異があって発症する遺伝形式のことです。

　常染色体優性遺伝とは、常染色体上のアレルが、変異型アレルと野生型アレルのヘテロ接合体の組み合わせ、もしくは変異型アレル同士の組み合わせで特定の表現型を示す遺伝形式です。家系図では、性別に無関係で、各世代に罹患者が見られる、という特徴があります。新生変異による場合では、上の世代には見られなかった疾患が、発症者以降で続いていきます。また、成人発症の疾患では、家系情報が数年後に変わっていたということもあるので注意が必要です。

　ヒトの常染色体優性遺伝疾患では、変異型アレルのホモ接合体がヘテロ接合体よりも重症になる不完全優性が多いと言われています。なお、完全優性とは、ヘテロ接合体とホモ接合体とで表現型が変わらない状態です。優性遺伝疾患では、しばしば胎生致死に至ることがあり、その場合はメンデル遺伝の計算通りに疾患が表れないことになります。

　遺伝子変異が存在していても、表現型が正常なことがあります。遺伝子変異を持っている人のうち、表現型に異常を認める割合が浸透率です。再発危険率は理論上 50%ですが、浸透率（p）を考慮すると、再発危険率＝理論的分離比（0.5）×浸透率（p）です。

　発症の主なメカニズムとして、以下のような仕組みがあります。

ハプロ不全：2 コピーのアレルで機能が維持されている形質が、1 つのアレルに変化が起こったことにより機能不全となる変異

優性阻害効果：変異タンパク質が正常タンパク質の機能を阻害する変異

機能獲得型変異：タンパク質の正常機能が高められる変異、もしくは正常タンパク質の産生量の増加を来す変異により生じる表現型の変化が機能獲得型変異を来す変異

　また、家族性腫瘍や常染色体優性嚢胞腎などで、生殖細胞系列で 1 つのアレルに変

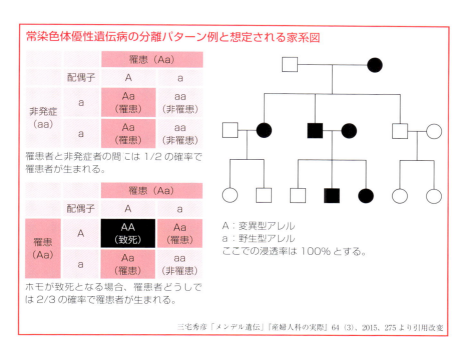

異を持っている個人において、正常コピーに体細胞変異が加わることで両方のアレルの働きが完全に喪失し発症するメカニズムがあると考えられています。疾患の発生の仕方を見ると、2つのアレルの両方が機能を失うことで発症しますので、アレルの疾患への影響は劣性形質ですが、生殖細胞系列における1つのアレルの変異が次世代に伝わっていく形が常染色体優性遺伝形式であり、これらを混同しないように注意する必要があります。以上のことから、家族性腫瘍は「50%の確率で遺伝する」という説明になるわけです（Q40参照）。

> Two-hit仮説：Knudsonが唱えた説で、2本の遺伝子の両方に変異が起こって、遺伝子の機能が喪失して疾患を発症する、という考え方です。もともとの生殖細胞系列に変異がなくても、時間をかけて2回の変異があれば発症します。生殖細胞系列に最初の変異がある場合を本文中で説明しましたが、*BRCA*にもこのメカニズムが関与しています。家族性腫瘍領域では日常臨床に必要な考え方ですので、十分に理解しておきましょう。

Q13 X連鎖遺伝とは？

A 変異がX染色体に存在する遺伝形式です。X染色体が1本である男性に患者が多くなります。

X連鎖劣性遺伝

　X染色体は、女性では2本保有していますが、男性では1本しか保有していません。X染色体とY染色体では、共通したアレルを持つ領域がそれぞれの短腕末端に存在していますが、それ以外の部分は全く異なっています。X染色体に存在している共通でない領域で、あるアレルに病的な変異が起こった場合を考えてみます。この病的変異がホモ接合体となった時に発症する疾患、すなわち劣性遺伝性疾患では、片方のアレルにだけ病的変異が起こった場合、女性ではもう一つのアレルが補完しますが、男性では補完するアレルのないヘミ接合となるため疾患を発症します。

　しかし、女性においてもX不活化の偏りによって発症することがあります。すなわち、変異型アレルを持たないX染色体が選択的に不活化された場合です。また、これまで、X連鎖劣性遺伝病とされていた疾患でも、女性で軽症の表現型が見られることがあり、優性、劣性の考え方ははっきりしなくなってきています。

　保因者である母親が、変異型アレルを持たない男性との間に子どもを授かった場合、半分の子どもは変異型アレルを継承しませんが、変異型アレルを継承した残り半分の子どもでは、男性は患者となり、女性は保因者となります。男性患者と保因者でない女性との子どもでは、男性は変異型アレルを引き継がないので健康ですが、女性では1/2の確率で保因者となります。

　遺伝カウンセリングでは、新生変異による発症や、女性の性腺モザイクのケースもあるため、注意して説明を進める必要があります。

X連鎖優性遺伝

　X連鎖優性遺伝疾患では、変異型アレルをヘテロで持つ場合に発症しますが、ヘミ

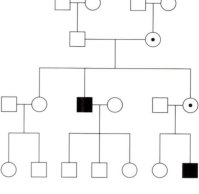

X連鎖劣性遺伝病の分離パターン例と想定される家系図

		保因者女性（XX'）	
	配偶子	X	X'
非発症男性（XY）	X	XX（非罹患女性）	XX'（保因者女性）
	Y	XY（非罹患男性）	X'Y（罹患男性）

保因者女性と非発症男性の間の子は、女性は全て非発症だが、1/2の確率で保因者となり、男性は1/2の確率で発症する。

		非保因者の女性（XX）	
	配偶子	X	X
罹患男性（X'Y）	X'	XX'（保因者女性）	XX'（保因者女性）
	Y	XY（非罹患男性）	XY（非罹患男性）

非保因者の女性と罹患男性の間の子は、全て非発症だが、女性は全て保因者となり、男性には変異型アレルは伝達しない。

X：野生型アレル（X染色体上）
X'：変異型アレル（X染色体上）
Y：野生型アレル（Y染色体上）

ここでの女性保因者は、非発症保因者とし、発症しないものとする。

三宅秀彦「メンデル遺伝」『産婦人科の実際』64（3）、2015、277 より引用

接合体である男性では、胎生致死となる疾患もあります。

Y連鎖遺伝：変異がY染色体に存在する遺伝形式ということですが、そもそもY染色体が男性機能に関する遺伝子が中心となって構成されていることから、男性不妊に関する形質の遺伝が想定されます（Q49参照）。

ヘミ接合：対立遺伝子が存在して、それが互いに異なる場合にはヘテロ接合と呼びますが、そもそも対立遺伝子が存在しない場合をヘミ接合と言います。男性は、X染色体が1本、Y染色体が1本で、両端の偽常染色体領域を除けば、それぞれの対立遺伝子が存在しないため、ヘミ接合であると言えます。

Q14　ミトコンドリア遺伝とは？

A ミトコンドリア DNA にコードされている遺伝子による遺伝で、母系遺伝およびヘテロプラスミーを特徴とします。

　ミトコンドリアは、好気呼吸の中の電子伝達系に関与する細胞内小器官です。その他にも、活性酸素の産生、アポトーシス、カルシウムの貯蔵などに関与しています。ミトコンドリアの機能異常は、特にエネルギーの必要な脳や筋肉に影響しますが、内分泌や代謝など全身に症状を来します。代表的な疾患として、MELAS（OMIM # 540000）、MERRF（OMIM # 545000）、Leigh 脳症（OMIM # 256000）、CPEO（Kearns-Sayre 症候群）（OMIM # 530000）などがあります。

　ミトコンドリアに関連するタンパク質は、核 DNA とミトコンドリア DNA（mtDNA）の双方にコードされています。mtDNA は、ミトコンドリア内に存在する環状 DNA であり、1 つの細胞に数百から数千コピーが存在します。mtDNA には、イントロンがない、変異を生じやすい、コドン表が核 DNA と違っているといった特徴があります。ヒトの mtDNA には 37 の遺伝子がコードされていますが、ミトコンドリアの主な働きである電子伝達系に関する酵素複合体の遺伝子を全て持つのではありません。mtDNA にある遺伝子のうち、13 種類が電子伝達系を構成するタンパクを産生しており、ミトコンドリアを構成するほとんどのタンパク質が核 DNA にコードされています。よって、ミトコンドリア病といっても、必ず mtDNA に変異があるわけではないのです。

　1 つの細胞の中に存在するミトコンドリア DNA が、異なる遺伝情報を持つマルチコピーとなることがあります。この状態をヘテロプラスミーと言います（図）。ヘテロプラスミーで起こる疾患は、野生型 mtDNA と変異型 mtDNA の比率によって影響すると言われています。その一方で、変異型 mtDNA のホモプラスミーで起こる疾患もあります（図）。

　精子と卵子の大きな違いとして、卵子の細胞質は次世代に引き継がれますが、精子では遺伝子のみが伝わります。よって、細胞内小器官であるミトコンドリアは、母親

ホモプラスミーとヘテロプラスミー

◎ 変化あり
◎ 変化なし

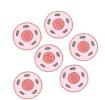

ホモプラスミー
細胞内のミトコンドリア DNA が全て同じコピーの状態

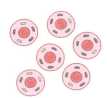

ヘテロプラスミー
細胞内のミトコンドリア DNA がマルチコピーになっている状態。
疾患の元となる変異を持ったミトコンドリアが一定の量を超えると発症する。
野生型と変異型の割合は、減数分裂の際に変化する。

原案:国立精神・神経医療研究センター病院遺伝カウンセリング室『ミトコンドリア病ハンドブック』

由来のみが伝わることになります。よって、父親由来のミトコンドリアは原則的に次世代には引き継がれません。したがって家系図では、性別に関係なく発症し、母親を通してのみ遺伝するように見えます。また、ホモプラスミーの疾患を発症している女性の子どもは、100%罹患します。ホモプラスミーで発症する代表的な疾患として、ミトコンドリア遺伝子のA1555G変異によるアミノグリコシド系抗菌薬で誘発される難聴（OMIM # 500008）があります（いわゆるストマイ難聴）。

　ヘテロプラスミーの疾患の場合、伝達に影響する因子として、ボトルネック効果があります。これは、生殖細胞が作られる際に、細胞内に含まれるミトコンドリアの数が減少して、この時に野生型 mtDNA と変異 mtDNA の比率が変わることをいいます。

> **ミトコンドリアのコドン表**：ミトコンドリアのコドン表は核 DNA のタンパク合成の際のコドン表と7カ所で異なっていることが知られています。その他、原核生物などでも異なるコドン表を用いています。通常のコドン表からのズレについては、米国国立生物工学情報センター（NCBI）内の「The Genetic Codes」に詳細が記載されています。URL はこちら→ https://www.ncbi.nlm.nih.gov/Taxonomy/Utils/wprintgc.cgi

Q15 多因子遺伝とは？

A 複数の遺伝子変異や環境因子が関与する遺伝形式のことです。

　多因子遺伝とは、メンデルの法則に従わず、複数の易罹患性に関わる遺伝子変異に加えて複数の環境要因が関与する、表現型に関する遺伝を言います。表現型の発現を強める因子と弱める因子とが複数存在し、その程度もさまざまで、さらに複雑に関与し合っています。家系内では遺伝的要因を共有している可能性が高いだけでなく、生活環境も類似しているため、遺伝子・環境相互作用についても同様に影響していると考えられます。

　多因子遺伝する表現型としては、知能や身長といった形質、高血圧や糖尿病といった生活習慣病や統合失調症、多くの先天性心疾患といった、いわゆる common disease（ありふれた疾患）が含まれます。身長や血圧などの因子は、量的な説明が可能ですが、あるかないかの質的形質では、ある閾値を超えることで発症すると説明されます。

　罹患の可能性は、経験的なデータから推測されます。この影響の指標として用いられるのは相対危険率（λ）です。すなわち、家族歴がある場合、疾患頻度がどの程度影響するかを見ます。同胞間と一般頻度の比較はλs（siblingの"s"です）で、同胞にある場合の頻度を一般における頻度で割り算することによって計算できます。家系内と一般頻度の比較はλr（relativeの"r"です）で表します。なお、症例対照研究で家族歴としての疾患の有無への影響しやすさを見る場合には、オッズ比を用います。

　多因子遺伝の研究では、遺伝要因と環境要因との関与を見るために双胎における研究が行われます。また近年では、多因子疾患の関連遺伝子の探索にゲノムワイド関連解析（GWAS）が用いられ、多くの関連する single nucleotide variation（SNV）が見つかりました。しかし、これらの SNV で説明できるのは疾患の一部の遺伝性で

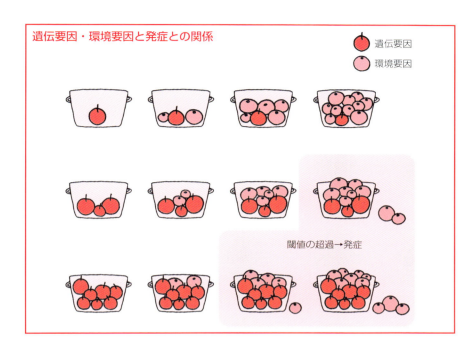

あり、集団によってもSNVの頻度や影響に差が見られます。今後、大きなブレイクスルーを起こす研究が期待されています。

> 多因子遺伝の評価：「遺伝率」を用いて計算されます。難しく言うと広義の遺伝率は全表現型分散の中で、全遺伝分散の占める割合です。平たく言うと、表現型は、遺伝因子と環境因子、そして遺伝と環境の相互作用で決まるので、その影響全体のうち、遺伝が占める割合です。多因子疾患では、多くの遺伝子が関与し、さらに一つひとつの遺伝子の影響が大きくなく、さらに上記のようにさまざまな相互作用がありますので、1つか2つの遺伝子を調べて表現型を正確に予測できるかと言えば、実際には困難です。

Q16 エピジェネティクスとは？

A 遺伝子の塩基配列そのものによらずに、遺伝子の発現を調節する仕組みです。

ゲノムにおける遺伝子の発現には、塩基配列による調節と塩基配列に依存しない調節とがあります。核内の DNA は、ヒストンタンパク質からなるヌクレオソームコア粒子に巻き付きヌクレオソームという構造を作り、それが連なって、さらに高次の立体構造をとります。このようにして、クロマチン構造が作られます。クロマチンには、遺伝子発現が盛んなユークロマチンと、遺伝子発現が抑制されているヘテロクロマチンがあります。ヘテロクロマチンでは、クロマチン構造の凝集が強い、すなわち詰まった状態になっています。遺伝子が発現するためには、クロマチン構造がゆるくなっていること（オープンクロマチンの状態になっていること）が必要です。

エピジェネティックな調節とは、DNA 配列上のシトシン（C）塩基のメチル化や、ヒストンへの化学的修飾、クロマチン構造の変化、各種の RNA が関与した、後天的な遺伝子の発現調節を指します。この調節状態は、個体が発生する段階で獲得して、個体の細胞では世代を通して安定的に共有されます。

ゲノムの特定の領域は、由来する親によってエピジェネティックな調節を受けて、発現状態が変わることがあります。これは刷り込み現象（インプリンティング）と呼ばれ、母親から由来した場合に発現が抑制されるのを母性刷り込み、父親から由来した場合に発現が抑制されるのを父性刷り込みと言います。この刷り込み現象を起こす遺伝子は、いくつかの染色体の特定の領域に集まっています。受精卵に、トリソミーやモノソミーといった染色体の数の異常が生じたときに、それがダイソミーに復帰することがあります。この時、刷り込み遺伝子を持った染色体が片親だけに由来したダイソミーになると、その刷り込み遺伝子が働かなくなり、疾患を起こすことがあります。このようなダイソミーの状態が片親性ダイソミー（uniparental disomy；UPD）であり、通常の染色体検査では変化が見つかりませんが、遺伝子のメチル化の状態を

40

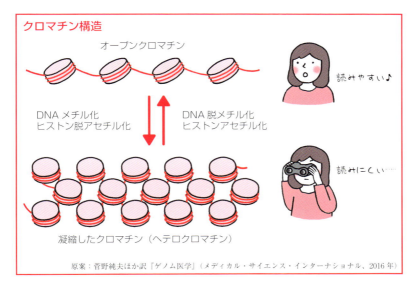

原案：菅野純夫ほか訳『ゲノム医学』（メディカル・サイエンス・インターナショナル、2016年）

見ることで確認できます。

　また、X染色体も、女性においては遺伝子量の調節のために、大部分がエピジェネティックな調節を受けて不活化されます。この不活化は、ランダムに生じており、多くの女性では、父親由来のX染色体が働いている細胞と母親由来のX染色体が働いている細胞が混在しているのですが、人によってはそれが偏り、母親由来もしくは父親由来のX染色体が主に働くことがあります。これによって、女性でもX連鎖劣性疾患を発症することがあります。

> **エピジェネティクスによる発病**：エピジェネティクスとは、上記の通り、DNAの周辺因子により遺伝子のオン・オフを調節する仕組みです。エピジェネティクスによる疾患は、エピジェネティックで休んでいる遺伝子が間違ってオンになって発症するものと、本来働いている遺伝子が間違ってエピジェネティックにオフになって発症するものがあります。本文中では、先天的な要因、あるいはX染色体の不活化による発症のメカニズムを説明しましたが、環境などの要因で後天的にエピジェネティクスな調節は変化することも知られており、発がんにも影響していると考えられています。今後、現在では説明できない多くの疾患の発病メカニズムに、エピジェネティックな変化が見つかってくるかもしれません。

第**3**章

遺伝子変異と遺伝子関連検査

Q17 変異＝病気なの？

A 変異は、個性の一つとも考えられ、有害なもの、特に影響のないもの、有利なものまでさまざまです。特に、染色体の正常変異については、十分に理解しておきましょう。

まず、「変異」という言葉について考えてみます。日本人類遺伝学会が2009年に提唱した用語では、変異は "mutation" の訳語にあたります。mutationとは、ゲノムDNA配列の変化のことを言い、次世代にも引き継がれるものです。そして、変異によって変化したアレルは "mutant（変異体）" となり、野生型と異なるアレルは "variant（多様体、バリアント）" と呼ばれます。そして最近では、すべて「バリアント」に統一する流れになっています。

変異というと、全てが有害なイメージを持たれがちですが、生殖細胞系列で1世代1ヌクレオチド当たりに変異が置換する確率は、10^{-8} です。これは小さい数字に見えますが、両親から受け継ぐゲノム半量体（3Gb）それぞれで、平均30カ所の新規塩基置換が起こるという数字になります。

変異によって生じたバリアントは、有害なものもあれば、有利なもの、中立なもの、そしてやや有害なものも、やや有利なものもあるとされています。すなわち、変異は誰でも持っているもので、個性の原点とも言えるものです。このバリアントには、以下のようなものがあります。

SNV（single nucleotide variation）：ゲノム配列中で1塩基が置換されたもので、この変異が集団内で1%以上の頻度で観察されます。それ以下の頻度の場合には突然変異と呼ばれます。

Indel（insertion/deletion）：1～50塩基程度の挿入と欠失から生じる遺伝的変異のことです。

STRP（short tandem repeat polymorphism）：STRまたはマイクロサテライトと呼ばれる2～7塩基からなる配列が2～数10回反復するもので、この繰り返し回数の多型のことです。下に述べるVNTRより多く存在するため、連鎖解析に用いられ

44

バリアントの分類

米国臨床遺伝学会（ACMG）では、メンデル遺伝病における変異の記載を、人口データ、情報処理データ、機能的データ、分離データなどから、5段階に分類することを推奨している。

病的 Pathogenic
病的の疑い Likely Pathogenic
意味不明 Uncertain Significance
変異の可能性が高い Likely Benign
良性 Benign

ます。

VNTR（variable number tandem repeat）：数塩基〜数10塩基の配列がゲノム中に繰り返し存在していますが、その繰り返しの回数に多型が見られます。ゲノム中に数100〜数1,000カ所存在します。

CNV（copy number variation）：数百塩基から数メガ塩基の特定の配列のコピー数が通常と異なるものを指します。疾患に関係するものとして注目されていますが、病的な変化でないものもあり、検査結果は慎重に取り扱う必要があります。

　染色体レベルでもさまざまな変異が見られますが、この中に正常変異（heteromorphism）という、表現型や生殖に影響のない、標準と異なる染色体の長さや構造の変化があります。この正常変異には、ヘテロクロマチンやセントロメア近傍の長さの変化、セントロメア近傍の逆位、Y染色体のq12領域の変化といった、さまざまな変化があります。最もよく知られた正常変異は9番染色体の逆位 inv（p11q13）で、この変異は一般集団の1〜2.5%に認められます。

進化の中立説：古典的な進化論では、変異は有利か、有害かの二択と考えられていましたが、木村資生は進化の中立説で、遺伝子の変異は大部分が有利でも有害でもない中立な変異であり、この中立な変異が進化をもたらすと提唱しました。さらにここから発展し、ほぼ中立な弱有害変異が進化に影響を及ぼしているという、進化のほぼ中立説も現れました。これは分子進化で見られる現象と適合した説です。

Q18

遺伝学的に異常があるとどうして病気になる？

A タンパク質が欠損もしくは機能が変化することによりますが、そこに至るまでにもいくつかのプロセスが考えられます。

　ヒトの体の大部分はタンパク質から構成され、タンパク質の機能により維持されています。タンパク質の設計図である遺伝子の変化や遺伝子発現に問題が生じると、タンパク質の構造や機能に影響を来すため、病気の原因となるのです。

　遺伝子には、全ての細胞で働いているハウスキーピング遺伝子と特定の細胞で発現する遺伝子とがあります。遺伝子の変異は、変異を持ったその遺伝子が発現している細胞に影響すると考えられますが、いくつか例外があります。タンパク質の機能異常では、機能性タンパク質の基質や産物に影響する場合があります。これらの物質が遺伝子発現のない他の臓器に影響を与える場合、変異遺伝子の発現が影響する臓器でなく、それらの標的となる臓器で異常を起こすことがあります。また、ハウスキーピング遺伝子の異常で、特定の臓器にのみ症状が現れることがあります。これは、同じような機能を持つ遺伝子が細胞内に複数存在し、代償できる臓器では影響がなく、代償されない臓器において発症するメカニズムで説明されます。このように代償する現象を冗長性と言います。

　タンパク質の機能が失われる遺伝子変異を機能喪失型変異と言います。機能喪失型変異には、タンパク質の機能が低下する変異と量的に喪失する変異とがあります。機能喪失型変異では、両方のアレルに変異が生じて、またはヘミ接合体になって機能不全に陥る場合は劣性遺伝形式を取ります。例外的に、片側アレルの変異だけで機能不全に陥る場合は優性遺伝形式を取り、「ハプロ不全」と呼ばれます。もう一つ、優性遺伝形式を取るメカニズムとして、受精卵の段階では片側アレルの変化だけでは発症しないのですが、後天的にもう片側のアレルにも変異が加わって体細胞のレベルで機能不全が起こる発症メカニズムである Two-hit モデルがあります。タンパク質の量を減少させる変化は、遺伝子の欠失だけでなく、転写障害、ナンセンス変異依存 mRNA 分

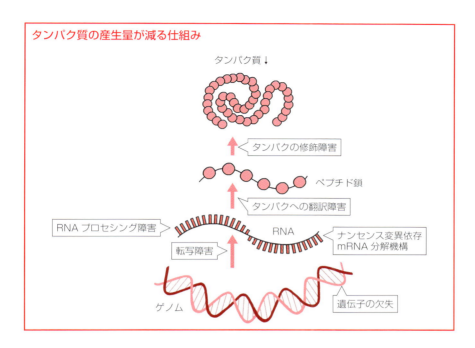

解機構、RNA プロセシング障害、タンパク質への翻訳障害、タンパク修飾の障害でも生じます。

　変異によって生じた遺伝子産物が、正常の遺伝子産物に障害を与え機能不全を起こす場合を優性阻害効果と言います。一方、遺伝子変異が遺伝子産物に異常な機能の獲得につながる状態を機能獲得型変異と言います。遺伝子の重複が疾患の原因となることもありますが、この理由についてはまだ分かっていないことが多くあります。

タンパク質産生障害とその原因：タンパク質の発現に関しては、遺伝子そのものの変異だけでなく、エピジェネティックな変異や、ノンコーディング RNA の影響によるものなど、複数の因子が関連しているため、疾患が発症するメカニズムはさらに複雑です。

Q19

遺伝子関連検査とは？

A 病原体遺伝子検査、ヒト体細胞遺伝子検査、ヒト遺伝学的検査に分けて考えます。「遺伝子検査」という用語は使いません。

遺伝子関連検査は、ウイルスや細菌といった外因性因子の核酸を調べる病原体遺伝子検査と、ヒトの遺伝子を検査するヒト遺伝子検査とに大別されます。さらにヒト遺伝子検査は、後天的遺伝子の変異を見つけるヒト体細胞遺伝子検査と、生来的に保有している遺伝情報を明らかにするヒト生殖細胞系列遺伝子検査とに大別されます。ヒト生殖細胞系列遺伝子検査を、特に遺伝学的検査と呼びます。

特定非営利活動法人日本臨床検査標準協議会（Japanese Committee for Clinical Laboratory Standards；JCCLS）の提言に基づき、日本医学会の「医療における遺伝学的検査・診断に関するガイドライン」では、それぞれの検査を以下のように分類・定義しています。

病原体遺伝子検査（病原体核酸検査）：ヒトに感染症を引き起こす外来性の病原体（ウイルス、細菌等微生物）の核酸（DNA あるいは RNA）を検出・解析する検査

ヒト体細胞遺伝子検査：癌細胞特有の遺伝子の構造異常などを検出する遺伝子検査および遺伝子発現解析など、疾患病変部・組織に限局し、病状とともに変化しうる一時的な遺伝子情報を明らかにする検査

ヒト遺伝学的検査：単一遺伝子疾患、多因子疾患、薬物などの効果・副作用・代謝、個人識別に関わる遺伝学的検査など、ゲノムおよびミトコンドリア内の原則的に生涯変化しない、その個体が生来的に保有する遺伝子情報を明らかにする検査

遺伝子関連検査の臨床応用にあたっては、検査の分析的妥当性のみならず、臨床的妥当性、臨床的有用性の評価が必要です。臨床的妥当性とは、検査結果の意味付けが十分になされていることを意味し、臨床的有用性は、診断が臨床上でメリットがあることを意味します。さらに、遺伝学的検査では、遺伝子の特性である、共有性、予知性、不変性という特性があり、本人だけでなく家族の問題を生じる可能性や、保険加

表　遺伝子関連検査の分類

ヒト以外の遺伝子（外来性）	病原体核酸検査	ウイルス・細菌など • 肝炎ウイルス • HPV • 結核菌群 • クラミジア • 淋菌	
ヒト遺伝子（内在性）	体細胞遺伝子検査	白血病 悪性リンパ腫 固形腫瘍	
	生殖細胞系列遺伝子検査（遺伝学的検査）	薬物応答性	
		単一遺伝子検査 • 遺伝性疾患 • 家族性腫瘍	確定診断検査 保因者検査 発症前検査
		疾患易罹患性	
		体質診断 • アルコール • 肥満 個体識別	

日本遺伝子分析科学同学院遺伝子分析科学認定士制度委員会『遺伝子検査技術』改訂第2版（宇宙堂八木書店、2016年）より引用改変

入や遺伝学的差別といった問題に出会う可能性があります。さらに、網羅的な遺伝情報には、個人情報としての意味合いも出てきます。このため、遺伝学的検査の臨床応用には、倫理的・法的・心理的事項（ethical, legal and social issues；ELSI）への配慮が特に必要です。また、ヒト体細胞遺伝子検査においても、生殖細胞系列の変異が発見されることがあります。よって、ヒト体細胞遺伝子検査を行うときには、二次的に生殖細胞系列の変化が発見される可能性を考慮して対応する必要があります。

遺伝子検査？ 遺伝学的検査？：世間では「遺伝子検査をしましょう」と使われることが多いですが、多くの場合、「ヒト遺伝学的検査」のことを指すのだと思われます。上記分類を十分に理解して、少なくとも医療従事者の間では、正しい用語を使いたいものです。

Q20 遺伝子や染色体を調べるときの方法は？

A 染色体検査、アレイ CGH、シーケンサーなど、調べたい対象により方法を使い分ける必要があります。

　遺伝子の解析技術については、対象が何か、どのような目的で検査を行うかで考える必要があります。遺伝子関連検査の対象は、外来性の遺伝子（病原体の核酸）、体細胞遺伝子（主に腫瘍）、生殖細胞系列の遺伝子となります。目的については、その疾患の原因となる染色体－遺伝子で起こっている変化をどのように確認するかで用いる解析技術が変わってきます。

染色体検査：染色体の光学顕微鏡レベルで観察できる染色体異常を見る際に選択します。染色体のコピー数異常や、転座や逆位など、ゲノムの大規模な異常を捉えることができます。一般的には G 分染法が用いられますが、ヘテロクロマチンの確認には C 分染法、末端部を含む構造異常や不活化 X 染色体確認には R 分染法、マーカー染色体の確認など D/G 群染色体の柄を濃染するためには NOR 分染法が用いられます。解像度としては、G-band の理論値で 5Mbp、高精度分染法でも 3.5Mbp が限界ですので、一般的に 10Mbp 以下の大きさの変化を見る場合は、分子遺伝学的な検査が必要になります。

FISH 法、MLPA 法、定量 PCR 法：染色体検査で見つけることができない微細な領域のコピー数の変化について、既知の領域のコピー数異常の検出に用いられます。

アレイ CGH：全ゲノムレベルでの網羅的なコピー数検査に用いられます。

Southern blot 法：triplet repeat 病のような疾患で、特定の領域の変化や量を見る場合に用います。Southern blot では、DNA 断片を電気泳動させ、その断片長で分離、固定し、その後、特定の塩基配列を持つ DNA 断片をハイブリダイズさせ、特定の塩基配列を持つ DNA 断片の存在と長さを確認します。

　既知のバリアントの確認には、制限酵素によって生じる DNA 断片の長さの違いを検出する RFLP 法や、ハイブリダイゼーションの特性を利用した sequence spe-

表1 遺伝子の解析技術

検査法	ゲノム量	特徴
染色体分析	数 Mb ～全ゲノム	• 匠の技が必要（詳細は表2に）
サンガー法	1bp ～ 1,000bp くらい	• 特定の領域の配列を見る方法 • 時間がかかる。
FISH 法	50kb ～ 1Mb （M-FISH は全ゲノム）	• 特定の領域のコピー数を見る検査 • 微細重複の検出は難しい。
マイクロアレイ法	10kb ～全ゲノム	• DNA のコピー数の変化を見る検査 • 解釈に悩むことがある。
大量並列シークエンス （次世代シークエンス）	1bp ～全ゲノム	• 配列を読めるが、コピー数や構造異常も読めるようになってきた。 • 値段がまだ高い。 • 解釈に悩むことがある。 • 二次的所見に出会うことがある。
PCR 法	数 10bp ～数 1,000bp	• もともとは増幅技術 • 方法によっては定量も可能

表2 代表的な染色体分染法

分染法	特徴
G 分染法	最も一般的な分染法で、トリプシン処理後ギムザ（Giemsa）染色を行う。AT の塩基が多いところが濃く染まり、縞模様になる。この縞をバンドといい、G 分染では半数体当たり 320 ～ 550 バンドとなる。染色体の末端部は淡く染まり、見えにくい。
Q 分染法	キナクリン（Quinacrine）・マスタードによる蛍光染色法。バンドパターンは G 分染法とほぼ同じ。異型性の診断に用いられる。
R 分染法	G、Q と逆（reverse）の濃淡パターンを示すため、末端が濃く染まる。このため、末端部を含む構造異常の解析に有用である。
C 分染法	構成性ヘテロクロマチン（constitutive heterochromatin）に強い蛍光示す染色法。二動原体染色体の診断や正常変異の同定に有用である。
NOR 分染法	核内の核小体形成部位（nuclear organizer region；NOR）にある rRNA の存在部位を特異的に染め出す。すなわち端部着糸型染色体短腕の茎部が染色される。
高精度 分染法	細胞分裂初期（前期～前中期）の細長い染色体を対象に G 分染処理を行う方法。この方法で観察できる標準的なバンドのレベルは、850 である。

cific oligonucleotide probe 法やインベーダー法、TaqMan 法などを用います。

塩基配列の決定法としては、ジデオキシリボヌクレオチドを用いた DNA 伸長反応を利用したサンガー法が広く用いられています。最近では、大量並列シークエンス法（massive parallel sequencing、いわゆる次世代シークエンス）が中心となりつつあり、ターゲットの DNA 断片からなる DNA ライブラリーを同時並行でシークエンスし、大量の塩基配列を決定します。しかしながら、次世代シークエンスで同定されたバリアントは、サンガー法などの別の検査で確認することが推奨されています。

Q21 どの方法で遺伝子を検査したらいい？

A どのレベルの遺伝子の変化なのか、狙いを定めて方法を決める必要があります。

　遺伝学的検査では、いろいろな検体が用いられます。ここでは、分子遺伝学的検査（DNA/RNA 検査）、染色体検査、遺伝生化学的検査を中心に解説します。

　ゲノムにおける変化には、塩基の置換、欠失、挿入、重複に加えて、エピジェネティック修飾の変化などがあります。このような変化は、DNA からの転写産物および最終的に産生されるタンパク質、そして表現型に影響を与えます。遺伝学的検査は、この遺伝学的な原因による変化をさまざまなレベルで捉える検査だと言えます。

　ゲノムで生じる塩基の変化は、1 塩基から顕微鏡レベルの染色体検査で発見できるものまでさまざまです。核酸を検体とする検査では、解析対象（エクソン、遺伝子、ゲノム全体）のどのような変化（既知のバリアント、未知のバリアント、コピー数異常など）を見つけたいかを考えて、適切な検査を選択しなくてはなりません。

　染色体の G 分染法では、10Mbp レベル以上のゲノムの量の変化と、構造の変化が確認できます。FISH 法では 50kb から 1Mb 程度の、マイクロアレイ法では方法によって 10kbp から 1Mbp 解像度でゲノムの量的変化を確認することができます。それより細かい変化は、シークエンス法で捉えることになります。シークエンス法では、サンガー法（ジデオキシ法）が標準的な方法ですが、大量並列シークエンス法（massive parallel sequencing、いわゆる次世代シークエンス）が中心になりつつあります。

　Huntington 病や筋強直性ジストロフィーといった反復配列による疾患の診断では、Southern blot が用いられます。Southern blot では、遺伝子の存在や性状を確認することができます。RNA を検体として行う場合には、northern blot と呼びます。1 塩基の既知のバリアントを調べる検査には、RFLP 法やアレル特異的ライゲーション反応、インベーダー法など多数の方法が考案されています。

　ゲノムや遺伝子配列の変化が疾患に結び付くかどうかは、家系解析やタンパク質の

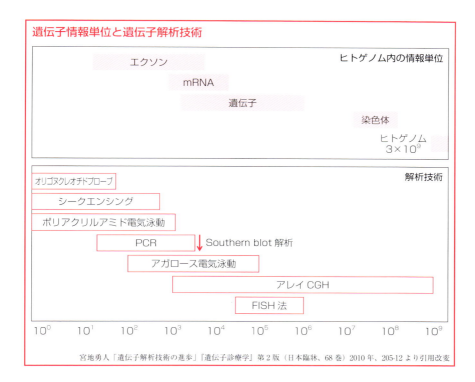

宮地勇人「遺伝子解析技術の進歩」『遺伝子診療学』第2版（日本臨牀、68巻）2010年、205-12より引用改変

予測モデルなどで検討し、その変化と表現型の関係について検討しなくてはなりません。また、エピジェネティックな変化を検知するためのメチル化解析や、RNAや、タンパク質といった産物を用いた検査なども利用可能です。

> 南さん？：Southern blotはサザンさん（和訳すると南さん？）が考案した方法なので人名が付けられているのですが、northern（RNAの電気泳動）とwestern（タンパク質の電気泳動）はSouthernにあやかって命名されているので、北さんや西さんが作った方法ではないのです。よって、Southern blotだけ、最初の文字が大文字になります。

Q22 遺伝病と診断されたら必ず遺伝子変異が見つかる？

A 遺伝病の発症メカニズムは複雑であり、遺伝子変異＝疾病であるものはごく一部であることを理解しましょう。

　ヒトゲノムにおける変異の大部分は何も起こさないと考えられています。何故なら、ゲノムの大部分は、イントロンや遺伝子ではない部分だからです。また、遺伝子によっては、同じ、もしくはほとんど似たような遺伝子のコピーが存在していることや、似たようなタンパク質の働きにより、変異によって喪失する機能が補償されることもあります。これを、ゲノムの冗長性と言います。

　また、遺伝子に変異があっても、タンパク質の発現や、機能において病的な影響がなければ、それは病気の原因とは言えません。遺伝子の塩基配列を解析して、すでにその変異の評価が定まっている変異を見つけた場合には、病気の診断に至ります。しかし、まだ評価が定まっていない場合には、遺伝子の変異と疾患が関連しているかは、人口におけるデータ、コンピュータによる予測モデル、機能的データ、分離比（家系における患者の比率）、新生変異の症例などを確認して、病気との関連性を検討します。

　同じ遺伝子変異を持っていても、完全に表現型を発現しない割合を浸透率と言います。一方、同じ遺伝子変異を持つ人たちの間で、表現型の重症度が異なる場合があり、これは表現度の差と言われます。これには、他の遺伝子の関与や環境要因、エピジェネティックな要因、体細胞モザイク、修飾遺伝子、診断精度などの影響があると考えられます。

　また、晩発性の神経変性疾患や腫瘍では、加齢に伴って累積発症率が上昇していきます。このような疾患で、発症前遺伝学的検査によって未発症の人に異常が見つかった場合には、今すぐ疾患を生じないが、将来的に病気になる可能性を持っていることだけが分かる、ということになります。

　生活習慣病などでの疾患関連遺伝子の変異は、リスクを見る検査になりますが、これは特定の遺伝子の影響だけでなく、他の遺伝子の作用、他の遺伝子との相互作用、

浸透率と表現度

浸透率
同じ遺伝子変異を持っていても、完全に表現型を発現しない割合
all-or-none の概念

表現度
同じ遺伝子変異を持つ人間の間での、表現型の重症度
表現度に差異がある＝重症度が異なる

※年齢、診断精度、環境因子などに影響される。

遺伝率のうちわけ

- 全表現型分散 V_P、全遺伝分散 V_G、環境分散 V_E
  遺伝と環境の相互作用による分散 V_{GE}、遺伝と環境の共分散 C_{GE}
- $V_P = V_G + V_E + V_{GE} + C_{GE}$
- 相加的遺伝分散 V_A、優性（ドミナンス）分散 V_D、相互作用（エピスタシス）分散 V_I
- $V_G = V_A + V_D + V_I$
- 共通環境の分散 V_{EC}、非共通環境の分散 V_{EW}
- $V_E = V_{EC} + V_{EW}$

$$H^2 = \frac{V_G}{V_P} \quad \text{広義の遺伝率}$$

$$H^2 = \frac{V_A}{V_P} \quad \text{狭義の遺伝率}$$

Heritability (H^2) 0〜1の値を取る

徳永勝士編『人類遺伝学ノート：ゲノム医学・疾患遺伝子探索研究の基礎』（南山堂、2007年）より引用

環境の要因、遺伝子と環境の相互作用など、複雑なモデルで発症リスクを検討する必要があるので、また現在では発症の予測までは至らないのが現状です。

第**4**章

遺伝カウンセリング

Q23 遺伝カウンセリングでは何をする？

A 術前の「インフォームド・コンセント」との違いを知っておく必要があります。「説明と同意」とは全く異なるものです。

　遺伝の問題に限らず、医療における「自律の尊重」は、倫理原則の一つです。決定に際しては、クライエント個人（時に家族）が自律的に行う必要があります。

　遺伝カウンセリングの定義はさまざま存在しますが、わが国においては、米国遺伝カウンセラー学会による定義（2006年）および日本医学会の「医療における遺伝学的検査・診断に関するガイドライン」（2011年）に掲載されている、「疾患の遺伝学的関与について、医学的影響、心理学的影響および家族への影響を人々が理解し、それに適応していくことを助けるプロセス」という文章で定義されます。そして、このプロセスには、①疾患の発生および再発の可能性を評価するための家族歴および病歴の解釈、②遺伝現象、検査、マネージメント、予防、資源および研究についての教育、③インフォームド・チョイス（十分な情報を得た上での自律的選択）およびリスクや状況への適応を促進するためのカウンセリングが含まれます。

　プロセス中に「教育」という言葉がありますが、これは問題を解決するために必要と考えられる情報の提供や、判断を行うための視点の提供などと考えると分かりやすいでしょう。内容としては、①対象となる状態の特徴、自然史、多様性の幅、②遺伝学的な基礎（遺伝子の継承に限らず、分子生物学的な内容も含めて）、③診断と管理、④家系における発症（再発）率、⑤変異のある場合、ない場合それぞれの経済的、心理社会的影響、⑥困難に対処するための社会資源、⑦希望があれば、その状況を改善／防止する方略、⑧病態解明や治療の改善に貢献する研究、といった情報が含まれます。偏りのない、バランスの取れた情報提供が望まれます。時に、誤った医療情報を持っているクライエントが来談することがあります。このような場合、誤解している点を確認した上で修正し、標準的な医療の情報を正確に伝達しなくてはなりません。

　このような十分な教育プロセスに加えて、心理社会的課題への支援が遺伝カウンセ

遺伝カウンセリングは両側通行

《遺伝カウンセリング担当者》
医師
遺伝カウンセラー
看護職
心理職など

- 家系における遺伝学的事項の解釈
- 遺伝医学的、心理社会的事項についての教育
- 遺伝学的検査・診察の提案・提供
- 自己決定を促進するためのカウンセリング

遺伝カウンセリング

- 病歴・家系情報
- 疾患や遺伝現象への理解
- 価値観・人生計画・選好

患者・家族
（クライエント）

インフォームド・チョイス
リスクや状況への適応

リングのもう一つの柱です。クライエントの意思決定には、感情や認知、倫理・道徳観、家庭、社会生活なども影響します。そこで、これらの問題についても話をして、自律的な意思決定につなげていきます。

　また、遺伝カウンセリングはチーム医療でもあります。医師や遺伝カウンセラーだけでなく、看護職や心理職、医療ソーシャルワーカーなどと連携して対応していくことも大切です。

> **カウンセリングと説明**：遺伝カウンセリングの概念に慣れていないと、とにかく医療情報を一方的に説明するだけになることがあります。患者さん本人や家族がどのような情報を必要としているか、遺伝カウンセリングの中で明らかにしていくことが重要です。

Q24 遺伝カウンセリングってどうやって行う？

A 医療者側が「説明」するのではなく、クライエントに語ってしゃべってもらえる環境づくりが重要です。

遺伝カウンセリングは、単に情報提供を行う場ではなく、心理社会的な支援を行う場です。遺伝診療においては、本人の状況だけでなく、家族の情報も大切です。

場の設定では、クライエントがリラックスして話をできる空間を提供するよう心がけるとよいでしょう。また、結婚や就職、保険加入など、思いもよらず差別につながることもありますので、プライバシーの保たれた空間を準備することも望まれます。遺伝カウンセリングでは、最新の情報の提供や、それを分かりやすく説明するための資料の用意、遺伝学的検査のセットアップなど、事前準備が必須です。このため、予約制で行っている施設が多いと思います。

実際の流れとしてはまず、アイスブレイクから遺伝カウンセリングセッションの目標設定を行います。次に、情報収集を行います。これは、病歴や家系情報の収集が中心となりますが、それに加えて、来談理由に対する理解や、遺伝カウンセリングに対する期待を知ることも重要です。これらの情報から、個人の持つ発症リスクや家系内のリスクを評価します。また、正確な診断は、適正な遺伝学的検査や遺伝カウンセリングに必須ですので、紹介状や現病歴などから診断について確認します。

情報収集の後、話題となっている状態の遺伝学的情報や、自然史、治療などの医学的な情報に加えて、社会的情報についても提供を行います。

まとめとして、クライエントが置かれている遺伝学的な問題から生じる状況やリスクに対して、適応を促進するためのカウンセリングとサポートを行います。明らかな異常心理が生じていないかの評価も重要であり、その際には専門家へのコンサルトを行います。

遺伝カウンセリングを専門とする医療者は、臨床遺伝専門医、認定遺伝カウンセラーですが、実際には、一般診療でも遺伝カウンセリング的な対応が必要となることがあ

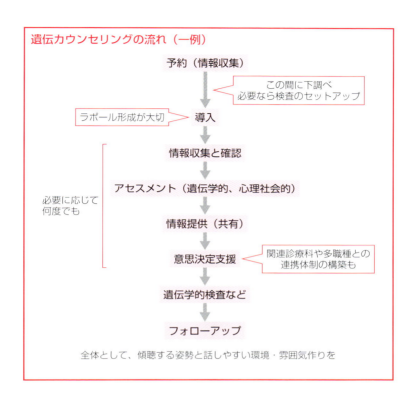

り、全ての医療者が基本的な遺伝カウンセリングについて理解することが必要です。

> **遺伝カウンセリングはどこで学べる？**：遺伝カウンセリングのスキルアップのために、日本人類遺伝学会や日本遺伝カウンセリング学会が主催して研修会を開催しています。日本人類遺伝学会では「遺伝医学セミナー」の中でロールプレイ実習を行います。日本遺伝カウンセリング学会の研修会には、入門向けの「遺伝カウンセリング研修会」と疾患に特化した「遺伝カウンセリングアドバンストセミナー」があります。臨床遺伝専門医制度委員会が開催する「遺伝カウンセリングロールプレイ研修会（GCRP研修会）」は、全国各地で同じ内容を研修できるように計画され、開催されています。遺伝カウンセリングの実技を学ぶには、これらの研修会に参加するのがよいでしょう。

Q25 遺伝カウンセリングの技法にはどのようなものがある？

A 「インフォームド・コンセント」とは違う、コミュニケーションを目標としたカウンセリング独特の技法について習得しておきましょう。

　遺伝カウンセリングの担当者は、クライエントが安心して話をできるようなコミュニケーション能力を身に付けなくてはなりません。すなわち、ただ言葉によってクライエントの理解や承認を得るだけのコミュニケーションが可能になればよいのではなく、相手に信頼され、人間関係を構築できるコミュニケーションを目標とする必要があります。

　言語以外の情報の方が感情を表していることが多いといわれており、非言語のコミュニケーションに配慮することが、信頼関係を築くには大切です。非言語のコミュニケーションには、表情、姿勢、しぐさ、態度、身体的接触といった身体言語があります。また、話し方もメッセージを伝える要素の一つであり、声の調子（トーン）、強勢（アクセント）の置き方といった準言語的コミュニケーションとして気を付けるとよいでしょう。

　相手の話を聞くときに、複数の質問法を使い分けると、クライエントの理解につながります。主訴や相手の考えを聞くときには、多彩な反応を呼び込むために開かれた質問（open-ended question）を用い、その話から、さらに詳しい状況を聞く際には、焦点を当てた質問（focused question）を使用します。詳細を問わずに、特異的な事項の意見を聞く際には、「はい」「いいえ」で回答できる閉じた質問（closed-ended question）を利用します。

　また、クライエントの話の内容を整理する際には、クライエントの話を正確に聞き、聞き取った内容をクライエントに返す言い換え技法や、クライエントの話の重要部分を繰り返し、短縮し、具体化する要約技法、クライエントの話の内容や非言語的な表現から、クライエントの感情に焦点を当て、その感情を反映する技法があります。

　また、遺伝カウンセリング担当者が、分かりやすい言葉を使ったり、クライエント

質問技法

- 開かれた質問（open-ended）：多彩な反応を呼び込む。
- 焦点を当てた質問（focused）：特殊な状況に対する反応を導く。
- 閉じた質問（closed-ended）：「はい」「いいえ」で回答できる。
  もしくは特異的な細目についての質問（詳細には問わない）
- 言い換え（rephrasing）：クライエントの発言から理解したことを反復する。
- 感情の反映（reflecting）：クライエントが質問したことの最後のフレーズを繰り返す。
- ＋軌道修正（redirecting）：会話の道筋がずれたときの立て直し

Uhlmann WR, et al. *A Guide to Genetic Counseling*. 2nd ed（Wiley-Blackwell, 2009）より引用改変

非言語的コミュニケーション／準言語的コミュニケーション

言語だけでなく、非言語で伝えているものが重要。言語以外の情報の方が、感情を表していることが多い。

- 身体言語に気を配る：表情、姿勢・しぐさ・態度、身体的接触
- 話し方にも注意する：声の調子（トーン）、強勢（アクセント）の置き方

日本医学教育学会臨床能力教育ワーキンググループ編『基本的臨床技能の学び方・教え方』（南山堂、2002年）より引用改変

に言葉遣いを合わせたりすることもコミュニケーションに役立ちます。

このようにさまざまなコミュニケーション技法がありますが、相手を尊重し、話を聞いて、理解しようとする共感的な姿勢が根底にないと表面的なものになり、逆効果になることもあります。気を付けてください。

> **沈黙に耐えよう！**：遺伝カウンセリングの場で、沈黙が続くとついつい医療者側がしゃべり始めてしまうものですが、これをじっと耐えると、クライエントの方から何か話してくれることがあります。筆者もついついしゃべってしまう方なので、「山田、お前、もう15秒黙っていたら良い遺伝カウンセリングができるようになるよ」と言われたことがあります。

Q26 家系図を作成するには？

A 記載方法に一定のルールがあるので、それに従って作成しましょう。

　家系図の記載では、2008年に米国遺伝カウンセラー学会が提唱した標準記載法が推奨されます。向きは上から下に、年長者から左に並べ、カップルでは原則として男性を左、女性を右に、聴取年月日、聴取者を記載するなどの約束があります。

　実際の聴取では、クライエントが思い出しやすいところから聞いていきます。まず予約の段階で簡単な家系情報を聞かせてもらい、来談時までに詳しく調べてもらうのもよいでしょう。

　家系図の作成では、健康な人の情報も聴取することが必要です。また、対象となる疾患や状態を保持しているかだけではなく、関連する項目についても聴取します。例えば、乳癌に関する家族歴の聴取では、遺伝性乳癌卵巣癌症候群だけでなく、他の家族性乳癌と関連する大腸癌や甲状腺濾胞癌などの家族歴も聞くことが必要です。また、性別によって浸透率が異なる状況にも注意します。表現度の差がある疾患では、軽症〜重症で起こる症状を理解した上で聞き取りを行うことが、正確な診断の助けになります。また、身長などの連続的な形質に影響を与える疾患では、他の家系員における状況も聞いておきましょう。

　遺伝形式を考える場合、多指などの先天的な形態異常では、小児期に手術を受けたにもかかわらず親から情報が伝達されていないことがある可能性を想定しておきます。遺伝的異質性のある疾患では、一つの遺伝形式にこだわらず、さまざまな可能性を否定せずに聞き取りを行います。また、クライエントの情報から、ある特定の片親側に由来していると考えられたとしても、もう片親の情報も簡単には聴取しておきます。

　腫瘍や神経筋疾患など成人発症型の疾患では、発症年齢を聞くことが重要です。時期をあけて来談した場合には、以前は発症していなかった家系員の発症や他施設で遺伝学的検査を受けていることなどもあり、適時的な更新が必要です。家系図に作成年

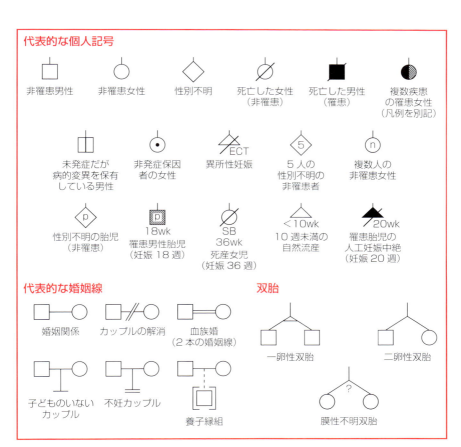

月日を記載することの意義はそのような変化を見ることにあります。古い家系図に上書きするのではなく、新しいバージョンの家系図を足していく方法が勧められます。

環境要因が発症に影響する疾患もありますので、それらの情報も家系図に記載します。出産歴や喫煙歴の確認など、多面的な視点で家族歴を聴取しましょう。

「だろう診療」に注意：例えば、家系図では母方からの遺伝が明らかな家族性腫瘍の場合に、ついつい父方の家族歴の聴取が疎かになりますよね。実際に遺伝学的検査を行ってみると、母方からの遺伝が否定されたりすることがあり、慌てて父方の聴取を行う、なんてことにならないようにしたいものです。

Q27 再発率はどう考えたらよい？

A 「原因遺伝子を保有しているか」「保有していて発症するか」に分けて検討すると考えやすいです。

　再発率の推定では、2つの要素を念頭に置いて検討します。再発リスクを考える対象者が、病的変異のある遺伝子／染色体を持つ確率と、変異遺伝子を保有した場合に発症する確率です。

　病的変異を持つ可能性は、親が変異を持っている確率、新生変異の可能性、性腺モザイクの可能性などから検討します。親が変異を持っている確率は、最も近縁の発症者からの近交係数と近親の罹患の状況から推定します。常染色体劣性遺伝性疾患では患者の親は原則的に保因者と考えますが、最近では *de novo* のケースも少なからずあることが分かってきています。常染色体劣性疾患で、家系内に患者がいない場合には、罹患頻度から Hardy-Weinberg の法則に基づいて保因者である確率の推定が行われます。X 連鎖劣性遺伝性疾患では、患者以外に発症者がいない場合、*de novo* である確率は、Bayes 推定より、1/3 と考えられます。

　遺伝子変異が分かっている場合には、保因者診断により親が遺伝子変異を持っているか確認することも可能ですが、低頻度モザイクや性腺モザイクでは、明らかにならないこともあります。よって、血液検査で親に変異が見られなくても、複数の児が発症することもありますので、慎重な対応が必要です。疾患によっては経験的再発率が報告されているので、その数字を使います。

　疾患によっては、遺伝子変異の保有と発症が一致しない不完全浸透の場合や、同じ遺伝子変異でも表現度の差が存在する場合があります。このような疾患では遺伝子の分離比は論理的に求められますが、発症については経験的に得られているそれらの割合を提示して対応することになります。

　均衡型転座の保因者が、子どもに不均衡型を引き継ぐ可能性については、理論的な数値ではなく経験的再発率から考える必要があります。何故なら、配偶子形成におい

再発率を計算してみましょう

例題：クライエントの叔父は、25歳の時にDuchenne型筋ジストロフィー（DMD）で亡くなっている。この家系では、叔父以外にDMDの発症者はいない。クライエントが保因者である確率は？

（解答は下へ）

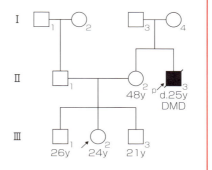

て単純な組み合わせの頻度では分離しないこと、転座のセグメントの大きさによって着床不全や流産になることもあるからです。

　多因子疾患の場合では、発症に関連する他の因子（環境や他の遺伝子）についても検討を行います。例えば、二分脊椎のような神経管閉鎖障害では、既往がある場合には、通常より葉酸の量を増加して使用するといった対応です。ただし、リスクをゼロにはできないことを理解しておく必要があります。このような疾患では各因子の影響を確認することはできませんから、当然、経験的な再発率を用いることになります。すなわち、疾患ごとの情報を元に遺伝カウンセリングを行います。遺伝子変異が不明の場合にも同様の対応を行うことがあります。

解答：まず、クライエントの母（II-2）から考えていきます。DMDをX連鎖潜性遺伝に発症すると考えると、彼女の祖父が罹患者である確率は2/3と推定されます。これはBayes推論に基づくものですが、詳細は省略します。II-2が罹患者である事前確率はクライエントの母が保因者（I-4）が保因者である確率の2/3なので、1/3です。そして、2人の息子が非罹患であることから、条件付き確率は1/2になります。よって、クライエントの母（II-2）が保因者である確率は、

$1/3 \times (2/3 + 1/12) = 1/9$

となり、クライエントが保因者である確率は、

$1/9 \times 1/2 = 1/18$です。

	クライエントの母（II-2）が保因者である	保因者ではない
事前確率	1/3 (I-4の確率が2/3)	2/3
条件付き確率	1/2×1/2 = 1/4 （2人の息子が非罹患）	1
結合確率	1/3×1/4 = 1/12	2/3×1 = 2/3

Q28 遺伝カウンセリングに向けた医学的情報の収集はどのように行う？

A 最新の情報を得るためには、ウェブデータベースを用いた情報収集方法を知っておく必要があります。

　遺伝カウンセリングには、前もっての情報収集が欠かせません。成書からの情報だけでは最新情報とのタイムラグがあるため、ウェブ上の情報収集も必須です。Google検索はとてつもなく便利ですが、玉石混淆でデータを拾ってしまいます。複数のキーワードの使用やサイトを限定した使用で、対象を絞り込みソース元を限定した上で使用するのがよいでしょう。また、患者さんや経験者のブログ、患者会のデータを探すのにはとても役立ちます。国内の疾患データベースとしては、成人の難病であれば難病情報センター、小児疾患に関しては小児慢性特定疾病情報センターなどが、疾患の情報に加えて研究班の情報なども入手できるために有用です。

　海外の遺伝性疾患のデータベースとして最も利用されるのが OMIM®（Online Mendelian inheritance in Man®）です。OMIM では、表現型、遺伝子に番号が振られて整理されています。他の疾患情報データベースとして GeneReviews® があります。GeneReviews® には遺伝カウンセリングに必要な情報が掲載されていますが、日本での利用にあたっては国内ガイドラインの確認が必要なものもあります。また、GeneReviews® には、ボランティアで運営されている GeneReviews® 日本版があります。一般向けの情報ポータルとしては、Genetic Home Reference や The Genetic and Rare Diseases Information Center（GARD）があります。

　細かい情報を収集するためには PubMed を使うことも多いと思いますが、この場合、複数キーワードや引用符（" "）を用いて検索結果を絞り込む必要があります。これらのデータベースは、同じ NCBI の中に存在しリンクしているため、有機的な検索が可能です。また遺伝子関連検査のデータベースとしては、GeneTests™ や Genetic Testing Registry（GTR）があります。

　遺伝子配列の変化の解釈には、変異データベースの ClinVar や京都大学の提供する

68

表 遺伝子診療に役立つウェブサイト

	URL
難病情報センター	http://www.nanbyou.or.jp
小児慢性特定疾病情報センター	https://www.shouman.jp
OMIM®	http://omim.org
GeneReviews®	https://www.ncbi.nlm.nih.gov/books/NBK1116/
GeneReviewsJapan	http://grj.umin.jp
Genetic Home Reference	https://ghr.nlm.nih.gov/
The Genetic and Rare Diseases Information Center	https://rarediseases.info.nih.gov
GeneTests™	http://www.genetests.org
Genetic Testing Registry	https://www.ncbi.nlm.nih.gov/gtr/
ClinVar	https://www.ncbi.nlm.nih.gov/clinvar/
KEGG：Kyoto Encyclopedia of Genes and Genomes	http://www.genome.jp/kegg/
PolyPhen-2	http://genetics.bwh.harvard.edu/pph2/
染色体異常をみつけたら	http://cytogen.jp/index/index.html
ECARUCA	http://umcecaruca01.extern.umcn.nl:8080/ecaruca/ecaruca.jsp

KEGG：Kyoto Encyclopedia of Genes and Genomes も有用です。また、Poly Phen-2 など、アミノ酸配列からタンパク構造を予測するウェブサービスもあります。

　染色体関係では、梶井 正先生が開設し、日本人類遺伝学会の臨床細胞遺伝学認定士制度委員会が管理する「染色体異常をみつけたら」が有用です。また、染色体変化のデータベースとして、登録が必要ですが、European Cytogeneticists Association Register of Unbalanced Chromosome Aberrations（ECARUCA）があります。

　そして、最も大事な情報収集経路は人脈です。学会や各種セミナーなどに参加して、その道のプロがどこにいるのか、よく見定めておきましょう。

　人力検索：最後のところの「人脈」は非常に大事です。「この病気についてはあの先生に聞けばいい」というリストが頭の中にできていると、相談がスムーズです。とはいえ、いきなり日本一の専門家に相談するのはちょっと……という向きには、まずは近所の先生と仲良くなることから始めてみては？

Q29 遺伝カウンセリングはどこで受けられる？

A 受けられる施設は増加しています。専門外来を探す際には、検索システムを利用すると便利です。

遺伝カウンセリングとしての対応を一般外来で行っている医師も多くいるはずですが、遺伝カウンセリングらしい遺伝カウンセリングを受けてもらうためには、専門外来に行ってもらうことが望ましいと考えます。

遺伝カウンセリングのプロセスとして、病歴、家族歴の収集と解釈、遺伝現象に関する情報共有、患者／クライエントへのカウンセリング、と多くのステップを踏まなくてはなりません。よって、一般外来の枠にははまらない程の時間がかかることが理由としてまず挙げられます。さらに、課題が家族につながること、一度知った後は変わらないこと、将来をある程度見通してしまうことといった、遺伝現象の特性から生じる問題や、さらに結婚、就職、保険加入などに関わる社会的な課題にも対応しなくてはならないため、プライバシーに配慮した面談環境が要求されます。また、まだ疾患を発症していない状態や、家族についての相談などは、一般外来で相談することは困難です。したがって、できるだけ専門外来で対応するのがよいでしょう。

遺伝カウンセリングにかかる場合、正しい臨床診断が必要ですので、可能であれば、かかり付け医と相談して、紹介状をもらって相談に行ってもらうようにします。しかし、主治医に相談することが難しい場合もあります。このような場合には、患者／クライエント自身の持つ情報を持って来談してもらいます。逆に、予約の際に紹介状がないと聞いた場合には、クライエントと医療者の関係を確認してもよいかもしれません。

遺伝カウンセリングの実施施設を探す場合には、全国の遺伝診療を行っている施設で作られた組織である全国遺伝子医療部門連絡会議にある検索システムを利用すると、近くの施設が検索できます。また、連絡会議に加入していない医療機関でも、遺伝外来や遺伝相談外来などの名称で外来を開設している場合もありますので、気軽に相談

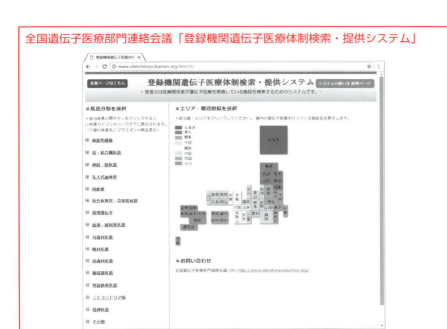

URL：http://www.idenshiiryobumon.org より許可を得て転載

してもらえばよいでしょう。

　遺伝外来は、遺伝カウンセリングの準備が必要なため、多くの場合予約制です。また、多くは自費診療ですので、料金の確認も必要です。受診の際には、病院の web サイトなどで確認してから受診するよう勧めましょう。

> 日本産科婦人科遺伝診療学会：産婦人科領域における遺伝を専門とする学会として、2015 年に日本産科婦人科遺伝診療学会（http://jsgog.kenkyuukai.jp/special/index.asp?id=17028）が発足しました。この学会は、単なるサブスペシャルティの学会ではなく、産婦人科全体を横断的に網羅するスーパースペシャルティの学会でもあります。こういった学会に所属して勉強するのも一法でしょう。なお、著者らは学会関係者ではありますが、特に学会を代表（宣伝？）するものでもありません。

第 5 章

周産期医療における遺伝

Q30 何らかの異常を持つ赤ちゃんが生まれたらどう対応する？

A まずは「おめでとう」と言いましょう。話はそれから。

　異常を持つ赤ちゃんが生まれることが出生前に分かっている場合もありますし、生まれるまで気付かないこともあるでしょう。でも、生まれた瞬間にまずすることは、「おめでとう」という気持ちを両親に伝えることです。医療従事者としてはついつい、今後の検査・治療方針などをしゃべり始めがちですが、まずは一つの生命の誕生を祝いましょう。どのような状況でも、ほかの赤ちゃんたちと変わらない、一人の赤ちゃんとして対応します。

　しかしながら、先天疾患が生命に危機を及ぼすこともありますので、続けてその判断を行います。

すごく急ぐ事態：循環器系、呼吸器系の異常では緊急性の高い状況となることがあります。特に動脈管依存性の疾患では、胎内循環から胎外循環に移ることが状態変化につながります。酸素投与が増悪因子となり得るので、出生前診断が重要な疾患だと言えます。また、先天代謝異常症、ミトコンドリア病で、乳酸アシドーシスや電解質異常を来す場合は、緊急性を要します。また、二分脊椎などの脊椎管開存症でも、感染予防の立場から緊急対応が必要です。

実は割と急ぐ：泌尿生殖器系。性別の決定が意外に「救急」だったりします（Q55参照）。また、出生前診断で発見できなかった外表奇形、特に表から見えやすい口唇口蓋裂や手の異常では、両親の受容に加えて、面会者などへの対応も検討しなくてはなりません。

　先天異常は、虐待につながることもありますので、子どもに対する受容を促進するためにも、医療者自身が子どもの存在を肯定する立場にたつことが大切です。周産期はチーム医療ですから、チーム内で情報を共有し、方針を統一しておくことも、サポートに役立ちます。チーム内では、チームの構成員が、平等な立場で、お互いを尊重し

重篤な疾患を持つ新生児の家族と医療スタッフの話し合いのガイドライン

1. すべての新生児には、適切な医療と保護を受ける権利がある。
2. 父母はこどもの養育に責任を負うものとして、こどもの治療方針を決定する権利と義務を有する。
3. 治療方針の決定は、「こどもの最善の利益」に基づくものでなければならない。
4. 治療方針の決定過程においては、父母と医療スタッフとが十分な話し合いを持たなければならない。
5. 医療スタッフは、父母と対等な立場での信頼関係の形成に努めなければならない。
6. 医療スタッフは、父母にこどもの医療に関する正確な情報を速やかに提供し、分かりやすく説明しなければならない。
7. 医療スタッフは、チームの一員として、互いに意見や情報を交換し自らの感情を表出できる機会をもつべきである。
8. 医師は最新の医学的情報とこどもの個別の病状に基づき、専門の異なる医師および他の職種のスタッフとも協議の上、予後を判定するべきである。
9. 生命維持治療の差し控えや中止は、こどもの生命に不可逆的な結果をもたらす可能性が高いので、特に慎重に検討されなければならない。父母または医療スタッフが生命維持治療の差し控えや中止を提案する場合には、1 から 8 の原則に従って、「こどもの最善の利益」について十分に話し合わなければならない。
   - （1） 生命維持治療の差し控えや中止を検討する際は、こどもの治療に関わる、できる限り多くの医療スタッフが意見を交換するべきである。
   - （2） 生命維持治療の差し控えや中止を検討する際は、父母との十分な話し合いが必要であり、医師だけでなくその他の医療スタッフが同席したうえで父母の気持ちを聞き、意思を確認する。
   - （3） 生命維持治療の差し控えや中止を決定した場合は、それが「こどもの最善の利益」であると判断した根拠を、家族との話し合いの経過と内容とともに診療録に記載する。
   - （4） ひとたび治療の差し控えや中止が決定された後も、「こどもの最善の利益」にかなう医療を追求し、家族への最大限の支援がなされるべきである。
10. 治療方針は、こどもの病状や父母の気持ちの変化に応じて（基づいて）見直されるべきである。医療スタッフはいつでも決定を見直す用意があることをあらかじめ父母に伝えておく必要がある。

（重症障害新生児医療のガイドライン及びハイリスク新生児の診断システムに関する総合的研究班、2004 年）

ていくことが望まれます。また、生命予後が不良であることが明らかな場合では、両親との話し合いの機会をしっかりと持ち、両親の気持ちを正しく聞き取り、その上で方針を決定していきます。

また、病気を持つ子の両親には、ピアサポート（同じような境遇にある方によるサポート）も大切な支援になります。よって、ピアサポートに関する情報も、両親に提供しておく必要があります。ただし、両親にこれらの情報を紹介する場合、両親の児に対する受容の状況に配慮して行うのがよいでしょう。

Q31 先天異常の原因にはどのようなものがある？

A 原因はさまざまですが、原因がはっきり分かるものの方が少ない、と考えた方がいいです。

　先天異常は、出生児の3〜5%に認められ、新生児死亡や乳児死亡の原因となります。先天異常の診断は、必要な治療やケアの提供、予想される予後に関する情報提供、再発率の推定に役立ちます。よって、その原因を知ることには大きな意義があります。

　先天異常は、発生のメカニズムや発生時期などからさまざまに分類されます。発生のメカニズムからは、（狭義の）奇形（malformation）、変形（deformation）、破壊（disruption）の3つのカテゴリーに分けられます。

奇形：発生に関わる遺伝的プログラムの1つ以上に内因的な異常があることで生じます。

変形：発生過程の胎児に物理的に作用する外的要因によって起こります。

破壊：正常胎児組織に、血管障害、外傷、催奇形因子といった因子によって生じた破壊を言います。

　単一の原因が、異時的に形成される複数の構造や異なる部位に異常を引き起こすことを多面発現と言います。多面発現で、ある原因が同時並行で複数の異常を引き起こす場合、この異常をまとめて症候群と呼びます。それとは異なり、1つの器官系の異常が引き起こされ、その器官系の異常が二次的に多面発現を引き起こす場合をシークエンスと呼びます。

　また、発生時期から、遺伝子・配偶子病（genopathy、gametopathy）、発生分化・臓器形成の段階で起こる胎芽病（embryopathy）、妊娠中の母体の異常から胎児が罹患して発生する胎児病（fetopathy）があります。

　これらの先天異常を引き起こす原因として、染色体異常、単一遺伝性疾患、コピー数の多型（copy number variation；CNV）、催奇形因子に加えて、多因子があります。これらの原因をもとに、次回の再発率や出生前診断、可能なものはその予防法を

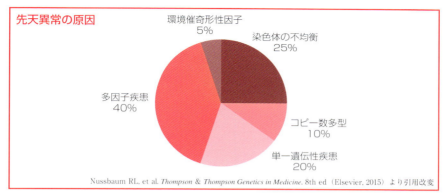

Nussbaum RL, et al. *Thompson & Thompson Genetics in Medicine*. 8th ed（Elsevier, 2015）より引用改変

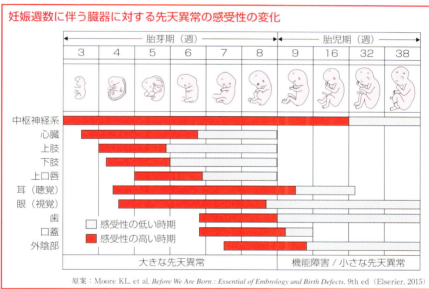

原案：Moore KL, et al. *Before We Are Born : Essential of Embryology and Birth Defects*. 9th ed（Elserier, 2015）

検討します。

> **出生前診断が対象とする先天異常**：「先天異常が100人の新生児のうちの3〜5人に認められる」という事実は、遺伝カウンセリングを行う上でも非常に重要な数字です。そして、妊娠初期〜中期の非確定的な出生前診断（Q35参照）では、上のグラフに示すように、全体の1/4以下の部分の先天異常しか対象にしていない、という点も重要です。

Q32 生まれる前に赤ちゃんの異常は分かる？

A 検査の種類によって、分かる異常のタイプが違います。全ての先天異常をカバーする検査はありません。

先天異常を出生前に調べる方法を挙げてみました（右表）。侵襲的な方法は、ある程度確実に何らかの異常が存在している場合に、それを確認するための方法と言えるでしょう。それに対し、非侵襲的な方法は、日常的な検査としての超音波検査から、異常が疑われる場合に行うMRI、染色体異常に対する非確定的検査（Q35参照）である母体血清マーカーや母体血中セルフリーDNAなど幅広いです。

形態評価のためには超音波、エックス線CT、MRIが用いられます。超音波検査でも無脳症や多嚢胞腎の診断は比較的容易ですが、小さな先天性心疾患や口蓋裂などでは診断が難しいこともあります。また、羊水過少などの状態では、超音波診断が困難になることもあります。骨系統疾患では、超音波に加えて、ヘリカルCTなどの技術が用いられることもあります。頭蓋内病変や羊水過少における胎児形態の評価ではMRIが有用です。

染色体分析では、観察できる変異がそれなりに大きいことと知見の蓄積から明らかな異常と正常変異との区別はある程度つきます。しかし、分子レベルのゲノムの解析になった場合では、本当に疾患と関連した変化であるかは、まだまだ判別が困難なことが多いのが現状です。胎児を対象とした遺伝子解析では、すでに疾患を持った家族に明らかな原因となる遺伝子変異が見つかった場合には、その情報で診断を確定できます。一方で、胎児に何らかの形態的・機能的な異常があった場合で、何らかの変異があったとしても本当に疾患の原因かが確定できないことがあります。したがって、出生前の原因検索であったとしても、疾患と遺伝型の相関がある程度確認されている状態を判断するための検査として用いることが適切です。現在のところ、出生前の探索的検査は困難とされていますが、マイクロアレイ検査などは臨床の現場でも利用され始めており、検査法の進歩を注視していく必要があるといえるでしょう。

表　出生前診断の方法

	検査の方法	施行時期	特徴
侵襲的方法	絨毛検査	妊娠11～15週	胎児の遺伝学的検査、生化学的検査も可能（詳細はQ33）
	羊水検査	妊娠15週～（18週）	染色体検査に限らず、生化学的検査、ウイルス、胎児溶血などの検査も可能（詳細はQ34）
	胎児体腔（膀胱、胸水、腹水）穿刺	妊娠中期	病的所見がある場合に行われる手技
	胎児採血	妊娠18週～	遺伝学的検査に加えて胎児貧血などの検査が可能。胎児死亡リスクは1～3%とされ、他の代替手段があるので適応は限られる。
	胎児皮膚生検	妊娠19週～	胎児の皮膚における表現型が診断できる。現在、遺伝学的診断が可能な疾患が増え、あまり行われなくなっている。
	胎児鏡	妊娠中期	胎児の体表観察が可能である。現在では、双胎間輸血症候群のレーザー焼灼などの治療に用いられることが多い。
	胎児CT	妊娠28週～	胎児骨系統疾患の診断に有用（放射線被曝のリスクがあるので、ここでは侵襲的検査に分類）
非侵襲的方法	超音波断層法	妊娠4週～	胎児発育やwell-being評価に用いられているが、時として出生前診断となる。ソフトマーカーなどの所見は非確定的検査、形態評価では確定的検査
	胎児MRI	妊娠15週～	羊水過少症例や骨盤位の頭蓋内病変の評価に有用
	母体血清マーカー	妊娠10～19週	羊水検査前の絞り込みに用いられる。非確定的検査（詳細はCQ35）
	母体血中セルフリーDNA	妊娠10週～	羊水検査前の絞り込みに用いられる。非確定的検査（詳細はCQ35）

胎児の遺伝学的検査の適応：ACOG committee opinion # 682では、胎児の遺伝学的検査の適応について記載しています。それによると、超音波で形態異常が認められた場合には、従来の核型分析に代わり、マイクロアレイ検査を推奨するようになってきました。ただし検査に際しては、産婦人科医もしくは遺伝の専門知識を持った医療者による検査前・検査後の遺伝カウンセリングが必須とされています。全ゲノムもしくは全エクソームシーケンスは、現在のところ、ピアレビューを経たデータや確認のための研究が十分に報告されるまで臨床研究以外では推奨されない、という扱いです。

Q33 絨毛検査とは？

 「胎盤絨毛の情報」から胎児を評価する検査です。

　胎盤は、母体由来の脱落膜と胎児由来の絨毛から形成されています。絨毛検査では、絨毛を採取して、それを検体として遺伝学的検査を行います。出生前診断としては確定的検査になります。母体成分の混入や胎盤の持つ遺伝学的な性質について理解する必要があります。絨毛検査の施行時期は妊娠10〜14週です。妊娠9週以前では、後に示すような合併症が問題になりますので、検査は勧められません。

　絨毛検査には、腹壁から絨毛にアプローチする経腹法と、経腟的にアプローチする経腟法とがあります。経腹的には絨毛採取針を、経腟的には絨毛採取鉗子もしくはCVSカテーテルを用いて、絨毛膜有毛部より絨毛組織を採取します。いずれも超音波ガイド下で行います。一般的に経腹法の方が安全であり、現在では標準的な方法とされていますが、あるランダム化試験では安全性や成功率に差はなかったとの報告もあります（Jackson et al., 1992）。

　採取後には、得られた組織が絨毛であるかを実体顕微鏡で確認することが必要です。母体組織成分の混入は誤診の原因となります。また胎盤では、1％程度の確率で胎盤性モザイクが認められるため、検査結果の解釈には注意が必要です。絨毛検査では検体が多く取れることから、直接DNAの解析を行うことが可能です。染色体検査や生化学的検査も可能です。

　妊娠8〜9週に実施した場合では、胎児の四肢切断の報告がありますので、早い時期での実施は勧められません。性器出血は10％に見られると言われています。特に経腟法では、30％程度出血が見られたという報告もあります。

　日常臨床に携わる産婦人科医全員が習得しているという種類の技術ではないので、実施に際しては、熟練した医師から十分に学び、確実な技術を習得した上で行うべきだと考えられます。

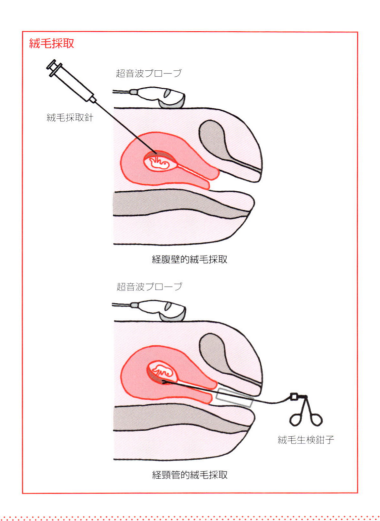

絨毛検査の流産リスク：絨毛検査の流産リスクについては、以前は羊水検査に比べて高いと言われていましたが、経腹法では羊水検査と変わらないとの報告もあります。2016年に発表されたInternational Society of Ultrasound in Obstetrics and Gynecology（ISUOG）のガイドラインでは、一般に比べて手技により加わる流産（fetal loss）リスクは0.2〜2%と考えられています。この幅には、施設の熟練度が影響します。

Q34 羊水検査とは？

A 羊水中にある胎児由来の細胞の遺伝情報を見る検査です。胎児の遺伝情報を調べる検査として最もポピュラーなものです。

経腹的に子宮を穿刺して羊水を採取し、羊水中に含まれる細胞から遺伝学的検査を行うことを羊水検査と言います。そのほかにも、血液型不適合妊娠における胎児溶血や胎児肺成熟、絨毛膜羊膜炎の評価を行うこともできます。また、「羊水を抜く」という手技は、羊水過多などに対する減圧処置として用いられることもあります。

羊水検査は妊娠 15 週以降に実施します。妊娠 15 週未満の羊水検査では、流産率の上昇や胎児の弯足などの影響があるために、実施は勧められません。

超音波ガイド下で胎児や胎盤の位置を確認して穿刺を行います。羊水は 15 〜 30mL 採取します。この中にある羊水細胞が検体になりますが、絨毛検査に比べると採取できる細胞数が少ないので、培養を行ってから検査を実施します。培養での失敗が起こる確率は 0.1％と言われています。

妊娠第 2 三半期の羊水細胞はさまざまな細胞から構成されており、尿路上皮細胞や表在性の細胞に加えて、臍帯や羊膜由来の細胞なども羊水中には存在しています (Schrage et al., 1982)。羊水細胞でモザイクが見られる可能性は 0.25％という報告があります (American College of Obstetricians and Gynecologists, 2007)。また、母体細胞の混入の可能性もあり、これには、経胎盤穿刺、複数回の穿刺、術者の習熟度が関連します。

遺伝学的検査としては、胎児由来細胞からの検査であるため、確定的検査です。一般的には、羊水検査と言えば染色体検査というイメージですが、実際には遺伝子解析も可能です。

検査のリスクとして流産が最も大きな問題となります。諸説ありますが、この時期の流産率は約 0.1 〜 1％追加される程度だと考えられています。また、胎児に先天異常がある場合には、もともとの流産リスクが上昇しているため、その可能性はさらに

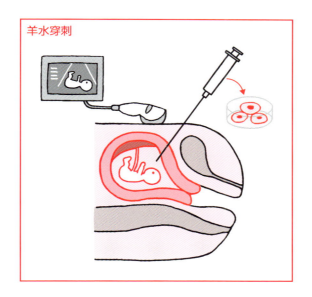
羊水穿刺

高くなります。

　その他の合併症ですが、検査後の破水は1％程度に見られますが、自然に修復されることが多いとされています。また、絨毛膜羊膜炎が生じる可能性は0.1％と考えられています。胎児損傷が起こる可能性は稀です。

> 羊水検査の流産リスク：羊水検査による流産率は0.2〜0.3％と説明している施設も多いかと思いますが、胎児に先天異常が見られる場合には、もともとの流産リスクが上昇している、という点は案外忘れがちなので、検査前の説明時には注意しましょう。また、染色体異常が診断され、妊娠継続が選択された場合にも、胎内死亡リスクが一般よりも高いことを意識して周産期管理を行わなくてはなりません。

Q35 非確定的検査とは？

A 妊娠初期に行われる出生前診断のほとんどがコレです。「非確定」の意味を十分に理解しましょう。

　出生前診断で確定的に検査を行うためには、何らかの形で胎児細胞を直接採取する必要があります。このような胎児細胞の採取には、わずかではありますが、流産リスクを伴います。このようなリスクを回避するために、対象を絞り込むために行われる検査が非確定的検査です。主に染色体異常を持っている可能性を評価するために行われています。非確定的検査には、母体血を用いる検査や超音波による検査があります。

母体血清マーカー：日本では、AFP、uE3、hCG の 3 つのマーカーを用いるトリプルマーカー検査と、この 3 つに inhibin-A を加えたクアドラブルマーカーが主体です。これらの検査は妊娠 15 週以降に実施可能ですが、ほかにも妊娠のさらに早期で行える PAPP-A と free β-hCG を組み合わせた検査があります。

超音波マーカー（ソフトマーカー）：超音波の所見のうち、染色体異常と関連性のある所見をソフトマーカーと言います。最もよく知られているマーカーは、nuchal trans-lucency（NT）と言って、超音波で透けて見える胎児の後頸部の厚みです。これは、正常核型の胎児にも見られる所見ですが、厚みが増すほど胎児が染色体異常を持つ可能性が高くなります。また、21 トリソミー（Down 症候群）のマーカーとしては、胎児鼻骨の存在や長さ、三尖弁逆流所見などがあります。多くの超音波マーカーでは、検査精度を保つ必要があるため、測定方法が定められています。

コンバインド検査：上記の血清マーカーと超音波マーカーとを組み合わせて、染色体異常の可能性を見る検査です。

NIPT：「新型出生前検査」と呼ばれているものです。母体血中に存在する胎盤絨毛由来の遊離 DNA を用いて行う検査です。この記載だけ見ると確定検査のように思えますが、染色体検査については非確定的検査です。詳しくは、次の Q36 へ。

　非確定的検査では、検出率、偽陽性率、陽性的中率といった検査精度についても注

表　非確定的検査

検査	検査法	施行週数	検出率 (%)	偽陽性率 (%)	陽性的中率 (%) 有病率 1/100	陽性的中率 (%) 有病率 1/1,000
第1三半期 （コンバインド検査）	NT、PAPP-A、hCG	10～13	82～87	5	14.2～14.9	1.6～1.7
トリプルマーカー	hCG、AFP、uE3	15～22	69	5	12.2	1.4
クアドラブルマーカー	hCG、AFP、uE3、DIA	15～22	81	5	14.1	1.6
NIPT	血中セルフリーDNA	10週以降	99	0.5	66.7	16.5
NT	超音波のみ	10～13	64～70	5	11.4～12.4	1.3～1.4

NT：nuchal translucency、DIA：dimeric inhibin-A、NIPT：non invasive prenatal testing
（ACOG Practice Bulletin, Number 163, 2016 のデータを元に作成）

意が必要です。これは、集団における有病率も影響しますので、十分理解した上で説明しなくてはなりません。

> 初期超音波検査の「資格」：どんな検査も QC（quality control、精度管理）は非常に重要です。本文中に紹介した超音波ソフトマーカーについてはイギリスを本部とする Fetal Medicine Foundation（FMF）が定めるものが有名です。FMF のウェブサイト（http://fetalmedicine.org）で e-learning でコースを受講し、画像を判定する試験を受けるだけでなく、自分が行った超音波検査画像を3枚程度アップロードして審査を受け、合格しなければ認証されません。FMF の NT の認証を受けている人は、日本国内では 150 人程度です。

Q36 無侵襲的出生前遺伝学的検査（NIPT）とは？

A 母体血中に浮遊している胎児 DNA を用いて、胎児の疾患を診断するものです。染色体異数性の診断では実用化されています。

　ヒトの血漿の中には、さまざまな臓器の細胞に由来する DNA の断片（cell free DNA：cfDNA）が存在しています。そして、妊娠中の女性では、胎盤の絨毛細胞に由来する DNA 断片が見られることが分かりました。この胎盤由来の DNA は、妊娠期間中のみに見られ、出産後には速やかに消えることから、母体の血漿から妊娠中の胎児の遺伝情報を得ることができるようになりました。

　母体血漿中の胎児（胎盤）由来成分は、妊娠 10 週頃〜 20 週では、血中 cfDNA の約 1 割を占めています。この DNA 断片の情報を読み取って検査を行います。DNA 断片は、胎児由来と母体由来の臓器で長さが異なっており、これで胎児由来と母体由来とを見分ける研究が進められています。

　NIPT では、対象の疾患によって検査の方法が異なります。常染色体優性遺伝疾患では、父親が患者であればその変異の存在を確認することで診断が可能です。母親が患者の場合、胎児が患者であれば野生型アレルと変異型アレルの比が 1：1 ですが、胎児が患者でなければ野生型と変異型アレル比が 1：0.91 になり、診断が可能です。また、常染色体劣性遺伝のホモ接合性を診断する場合は、母体が保因者であれば、胎児が変異型アレルをホモで持つ場合には野生型と変異型の比が 1：1.1 となります。

　染色体異数性の検査においては、大量並列シークエンス法（massive parallel sequencing）、SNV-based approaches、Digital PCR など、多くの方法が考案されています。おおまかには、染色体上の特異的な配列から DNA 断片の染色体番号を同定し、各染色体由来の DNA 断片量から胎児の染色体の量的変化を確認する方法が主流です。

　これらの検査は、母体や胎児の copy number variation（CNV）や、母体が持つ腫瘍由来の cfDNA の存在、胎盤性モザイクなどの影響があるため、確定診断ではな

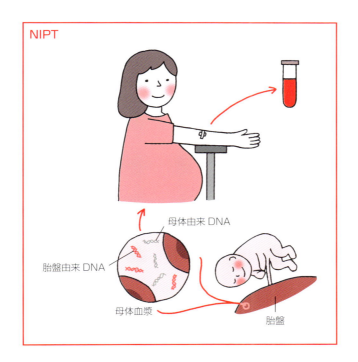

く、あくまでも非確定的検査であることを忘れてはいけません。

　NIPT の実施にあたっては、日本医学会の「医療における遺伝学的検査・診断に関するガイドライン」、日本産科婦人科学会の「出生前に行われる遺伝学的検査および診断に関する見解」および「母体血を用いた新しい出生前遺伝学的検査に関する指針」の遵守が求められます。

　現在では、母体血中の cfDNA から胎児の全ゲノムシークエンスを行った報告などがありますが、他の確定的検査と同様にその判断には注意が必要です。

> NIPT の未来：現在のところ、日本国内では染色体異数性を対象として NIPT が実用化されていますが、国外では単一遺伝子疾患の検出なども試みられており、NIPT の手法を用いてさまざまな疾患を「診断」する時代が来るかもしれません。

Q37 出生前に遺伝学的検査を受ける対象は？

A 適応が定められているものもありますが、あくまで自発的に受ける検査である、ということが重要です。

　出生前診断は、原則的に妊娠したカップルの自発的な申し出に基づいて、十分なインフォームド・コンセントと遺伝カウンセリングの下で実施されます。他人からの強制で行われることがあってはなりません。

　2013年に発表された日本産科婦人科学会（日産婦）の「出生前に行われる遺伝学的検査および診断に関する見解」では、侵襲的な検査や新たな分子遺伝学的技術（注：無侵襲的出生前遺伝学的検査、NIPTのこと）を用いた検査の実施要件としては、染色体異常を持つ児を妊娠・分娩した既往や、重篤な疾患に子どもが罹患する可能性が高い場合、年齢は記載されていませんが高年妊娠を対象にしています。

　ここでいう重篤性の定義ですが、日産婦では着床前診断における判断として、「一般論との判断基準として、①生後より日常生活に著しく障害を来し、苦痛、困難を伴う障害が持続する。②生存期間が生存に達するに至らない病態」を挙げ、さらに「実際の各症例を個々に慎重に対応する」としています。しかし、染色体異常症といっても症状のスペクトラムが広く、例えばDown症候群のある人の多くは、知的障害が軽度で、生命予後も良好ですので、この定義からは重篤ではないと考えることができます。また、遺伝型から表現型を全て読み取ることはできないという事実もあります。現実的には、妊婦とそのパートナーの意向をもとに、遺伝カウンセリングを通して、検査の実施を検討していくのがよいのでしょう。

　また、NTや母体血清マーカーといったNIPTを除いた非確定的検査についてですが、見解の中では母体血清マーカーについて、「検査を受けるかどうかは妊婦本人が熟慮の上で判断・選択するものであり、検査を受けるように指示的な説明をしたり、通常の妊婦健診での血液検査と誤解するような説明をしたりして通常の定期検査として実施するようなことがあってはならない」としています。すなわち、妊婦の希望を受

侵襲的な検査や新たな分子遺伝学的技術を用いた検査の実施要件

1. 夫婦のいずれかが、染色体異常の保因者である場合
2. 染色体異常症に罹患した児を妊娠、分娩した既往を有する場合
3. 高齢妊娠の場合
4. 妊婦が新生児期もしくは小児期に発症する重篤な X 連鎖遺伝病のヘテロ接合体の場合
5. 夫婦の両者が、新生児期もしくは小児期に発症する重篤な常染色体劣性遺伝病のヘテロ接合体の場合
6. 夫婦の一方もしくは両者が、新生児期もしくは小児期に発症する重篤な常染色体優性遺伝病のヘテロ接合体の場合
7. その他、胎児が重篤な疾患に罹患する可能性のある場合

日本産科婦人科学会「出生前に行われる遺伝学的検査および診断に関する見解」より

けて行うということです。実際の産科診療では、ルーチンの超音波検査などで胎児の疾患が見つかることもあります。よって、全ての妊婦が出生前診断の対象となり得ると考えて対応することが望ましいでしょう。

出生前診断のニーズと遺伝カウンセリング：日本の出生数はついに年間 100万人を割り、減少の一途をたどっています。その一方で、出生前診断の実施件数は年々伸びています。NIPT の臨床研究が始まった 2013 年以降に、NIPT以外の出生前検査の件数が伸びているのは興味深いところです。NIPT の衝撃的なニュースが出生前診断を知る機会になった、ネットからさまざまな情報を得られるようになったなど、理由はいろいろ考えられますが、だからこそ、妊婦さんに正確な情報を提供する検査前の遺伝カウンセリングの重要性も増していると言えるでしょう。

Q38 遺伝性疾患を持っている場合に妊娠したらどうする？

A まずその疾患について、どのような形式で次世代に遺伝する（しない）のかを検討する必要があります。

産婦人科では、遺伝性疾患を持つ女性から妊娠・出産に関する相談を受けることも少なくありません。子どもへの影響だけでなく、母体への影響も検討する必要があります。さらに、妊娠前に相談されたのか、妊娠成立後に相談されたのかによって検討の進め方が変わってきます。

まず、考えなくてはいけないのは、妊娠の可否です。妊娠は病気ではありませんが、心臓、呼吸器、骨格など、母体に大きな影響を与える変化です。よって、疾患の増悪が生じる可能性もあり、妊娠前からの評価が必要になります。例えば、Marfan 症候群（OMIM ＃ 154700）では大動脈基部の拡張が生じ、大動脈拡張期径が 40mm を超えると、母子共に死亡率、罹病率が増加するため、妊娠を勧めることができなくなります。また、人工弁に置換している場合も、同様に妊娠が推奨できない状況と考えられています。また、フェニルケトン尿症（PKU）（OMIM ＃ 261600）では、成人期では幼少期に比べて厳密な食事制限は必要ないのですが、母体では血漿中フェニルケトン濃度の厳密なコントロールが行われなかった場合、児に発達障害や先天異常を起こすことがあります。よって、妊娠を考える状況になった段階で、疾患の担当医と産婦人科医との連携が大切です。

また、産科合併症についても検討が必要です。筋強直性ジストロフィー（DM）（OMIM ＃ 160900）では、妊娠が症状の増悪因子であり、さらに使用薬剤の制限、早産のリスクなどが知られています。DM は常染色体優性遺伝形式を示しますが、表現促進現象が見られ、母が成人発症（古典型）でも、子どもでは胎児期から発症（先天型）することがあります。胎児に先天型 DM がある場合、羊水の嚥下が少なく羊水過多を来し、さらに早産のリスク、産後出血のリスクを高めます。また、別の疾患になりますが、13 トリソミー胎児の妊娠が妊娠高血圧症候群の発症に関与するという報告もあり

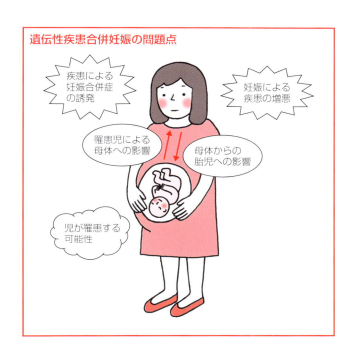

ます。したがって、疾患自体のリスクに加えて、胎児の病態が母体に影響することも、検討する必要があります。

　さらに、出生前遺伝学的検査を考えたい、または着床前胚遺伝学的検査を受けたいなどの希望を有するカップルに出会うこともあります。一般的な遺伝カウンセリングの重要性だけでなく、検査のセットアップに力を割く必要があります。母体の遺伝学的検査が行われていない場合、その検査から行わなくてはいけなくなるため、適切な時期での検査が不可能になるかもしれません。すでに母体の遺伝学的検査の結果が明らかになっている場合であっても、検査実施施設、検査を受託してくれるラボの検索、出生前検査にあたっての検査の倫理申請などで時間がかかることがあります。

　よって、合併症妊娠において一般的な事項ではありますが、疾患の主担当科と産科が連携して体制を構築し、手術室や新生児科と協力して母子管理を行っていく必要があります。

Q39 他の国の出生前診断やガイドラインはどうなっている？

A 国際的なガイドラインと、各国の事情に沿った個別の規制との2本立てで理解するとよいでしょう。

　出生前診断は、各国で周産期のケアの一部として行われており、例えば NIPT は世界60カ国以上で実施されています。NIPT の実施は、米国、ヨーロッパを中心に行われており、アフリカや東南アジア、中央アジア、中米では行われていない国も多く存在します。

　出生前診断の実施状況を把握するには、レジストリが必要です。EURO 圏では、先天異常の状況について、23カ国43レジストリが参加（2017年現在）してモニタリングを行う EUROCAT という組織があり、ここでは出生前診断についてもデータを収集しています。この EUROCAT の2011〜2015年のデータでは、染色体異常を持つ児の72.9%が出生前に診断されており、Down 症候群を持つ児の69.4%、13トリソミーを持つ児の93.8%、18トリソミーを持つ児の93.9%が、出生前に診断されています〔http://www.eurocat-network.eu/prenatalscreeninganddiagnosis/prenataldetection(pd)rates〕。

　出生前診断に関するガイドラインは各国で策定されていますが、国際出生前診断学会（ISPD）や国際産科婦人科超音波学会（ISUOG）などによる国際的なガイドラインもあります。また WHO でも、「遺伝医学と遺伝サービスにおける倫理問題に関する国際ガイドライン」を発表しています。これらは、検査を安全に行うための臨床指針や、倫理的な課題を中心に据えた指針など、さまざまです。

　胎児を対象とした検査は両親の自律的な希望をもとに行われるのが原則であり、遺伝カウンセリングの提供などが定められています。日本の出生前診断では対象を制限し、妊婦からの申し出をもとに実施されることが中心ですが、米国や英国などでは、検査の対象を制限せず、全ての女性に情報提供を行っています。例えば、米国産科婦人科医会（ACOG）のガイドラインでは、2007年に全ての妊婦に対して、染色体異常

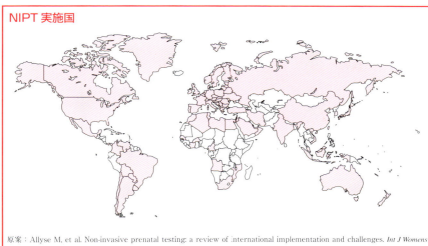

NIPT 実施国

原案：Allyse M, et al. Non-invasive prenatal testing: a review of international implementation and challenges. *Int J Womens Health*. 7, 2015, 113-26.

症に対するスクリーニングの情報提示をするように定めています。その一方で、人工妊娠中絶に対する規制は州によって異なっています。

　米国遺伝カウンセラー学会は、2011年に出生前と出生後のDown症候群の診断におけるコミュケーションに関するガイドラインを発表しています。その中で、推奨される情報提供の仕方や情報提供の内容などが掲載されています。この中で、カップルの選択肢として、子どもを養育する方針と人工妊娠中絶のほかに、養子縁組の計画を記載しているのが、日本の現状から見ると興味深いところです。

> ガイドラインを調べたい！：国内では公益財団法人日本医療機能評価機構が運営するMindsガイドラインライブラリ（https://minds.jcqhc.or.jp）にガイドラインの集積がなされていますが、海外のガイドラインを調べるならAgency for Healthcare Research and Qualityの運営するNational Guideline Clearinghouseがお勧めです。URLはこちら→ https://www.guideline.gov

第**6**章

遺伝性疾患としての腫瘍

Q40 婦人科で扱うがんは「遺伝」する？

A 近年、がんの発症メカニズムが次々と明らかになっており、遺伝するがんに注目が集まっています。婦人科ではいくつかの家族性腫瘍を念頭に置くとよいでしょう。

がんは、体細胞に遺伝子の変化が生じることによって発生する疾患です。よって、がんに罹患した本人のがん細胞が、子の世代に遺伝することはありません。

多くのがんは、多因子疾患と考えられています。すなわち、弱くがんのなりやすさに影響する複数の遺伝要因と、環境要因の相互作用によって発症します。家族では遺伝要因と環境要因を共有していますので、がんの発症者が集まって見えます。しかし、広く家系図を見ていくと、古典的なメンデル遺伝の法則には従わなくなります。

しかし、がんの 5 〜 10％は、生殖細胞系列のがん抑制遺伝子やがん遺伝子に病的変異があることが原因となって発症します。このような腫瘍は家族性腫瘍と呼ばれ、メンデル遺伝形式に従って発症が見られます。家族性腫瘍では、若年発症、特定の腫瘍の集積、異時性がん、多発がんといった特徴があります。婦人科癌を生じる代表的な家族性腫瘍には、遺伝性乳癌卵巣癌症候群（HBOC）（OMIM ＃ 604370、＃612555）や Cowden 症候群（OMIM ＃ 158350）、Lynch 症候群（OMIM ＃120435、＃ 609310 など）、Feutz-Jeghers 症候群（OMIM ＃ 175200）などがあります。他にも *BRIP1* や *RAD51C*、*RAD51D* などの遺伝子と卵巣癌の発症との関連が指摘されています。

また、婦人科内分泌領域でプロラクチノーマに遭遇することがありますが、プロラクチノーマには多発性内分泌腫瘍症Ⅰ型（MEN1）（OMIM ＃ 131100）によるものがあります。MEN1 の頻度は人口 10 万人当たり 3 人ですが、家族歴をきちんと聴取して、なるべく見逃さないようにしましょう。

実際、日本人の 2 人に 1 人はがんに罹患しますので、家系内に複数のがんを持つ人がいたとしても、それは特別なことではないと考えます。家族性腫瘍か、散発性のがんであるかを見分けるためには、既知の症候群にあたるかどうかの検討が必要でした。

表　婦人科と関係する主な家族性腫瘍

疾患名	関連するがん・腫瘍	代表的な原因遺伝子	遺伝形式
遺伝性乳癌卵巣癌症候群	卵巣癌（卵管癌・原発性腹膜癌を含む） 乳癌（男性乳癌含む） 前立腺癌、膵臓癌 悪性黒色腫	*BRCA1* *BRCA2*	常染色体優性遺伝
Lynch 症候群	子宮内膜癌、卵巣癌 大腸癌、胃癌、小腸癌 脳腫瘍、腎盂・尿管癌、 皮脂腺腫（Muir-Torre 症候群）	*MLH1* *MSH2* *PMS2* *MSH6*	常染色体優性遺伝
Peutz-Jeghers 症候群	子宮頸部悪性腺腫をはじめとする各種上皮性悪性腫瘍と関連 卵巣良性腫瘍 消化管ポリープ（過誤腫）、メラニン色素斑	*STK11/LKB1*	常染色体優性遺伝
Cowden 病	子宮内膜癌、乳癌、甲状腺癌、皮膚病変（外毛根鞘腫、乳頭腫性丘疹）	*PTEN*	常染色体優性遺伝
多発性内分泌腫瘍症Ⅰ型	下垂体腫瘍（プロラクチノーマを含む） 副甲状腺腫瘍、高分化型膵消化管内分泌腫瘍	*MEN1*	常染色体優性遺伝

6

遺伝性疾患としての腫瘍

しかし最近では、複数の遺伝子を同時に調べる方法であるパネル検査が可能になってきています。また、がんのゲノム医療では、がん細胞が持つ遺伝子の変異を見つけて治療に役立てますが、このような検査から生殖細胞が遺伝子変異を持っている可能性を見出してくることがあります。このような現状を考えると、これからは「遺伝性」のがんがもっと簡単に見えてくるかもしれません。

漢字？ ひらがな？ カタカナ？：「癌」「がん」「ガン」どれが正しいのでしょう？「癌」は病理学的に上皮から発生する悪性腫瘍のことを指します。それに対して「がん」は悪性腫瘍全般を指すことが多いようです。「ガン」は一般的には「がん」と同じように使われるようですが、学術的には存在しない表記とされています。

Q41 遺伝性腫瘍症候群の発生メカニズムは？

A がん遺伝子、がん抑制遺伝子、DNA ミスマッチ修復遺伝子によって説明します。

がん遺伝子：正常アレルの変異により、必要でないときにも増殖の信号を出し続けるものです。一つのアレルの変異でがんになるため、常染色体優性遺伝です。

がん抑制遺伝子：片側アレルの病的変異だけでは、直接がん化に関わらず、もう片方の野生型アレルにエピジェネティックを含めた変異が後天的に加わり、これにより腫瘍を抑制する機構が破綻した細胞が生じ、これが腫瘍化すると考えられています。このような機構を Two-hit 仮説と言います。ほかの人に比べ、後天的な 1 ヒットでがんを発症する（しやすい）体質が常染色体優性遺伝形式で遺伝すると考えると分かりやすいでしょう。実際に、がん抑制遺伝子を原因とする遺伝性腫瘍症候群では、常染色体優性遺伝のものがよく知られています（常染色体劣性遺伝形式をとるものもあります）。

DNA ミスマッチ修復遺伝子：DNA 複製の際に起こるミスを修復するタンパク質を作るものです。このタンパク質の異常で、「がん遺伝子」や「がん抑制遺伝子」の複製でミスが起こった場合に修復がなされないと、がんになりやすくなります。

　遺伝性腫瘍症候群の場合、その頻度も疾患を疑うにあたり重要な因子になります。現在、上皮性卵巣癌の約 10％では *BRCA1/2* 遺伝子変異との関連が指摘されていますので、上皮性卵巣癌が発見されたということ自体が遺伝性乳癌卵巣癌症候群（HBOC）のリスクと言えます。さらに、*BRCA1/2* の変異がある場合には、ポリ（ADP-リボース）合成酵素（PARP）阻害薬が有効であると分かっていますので、*BRCA* の遺伝学的検査を行う意味も変わってきています。今後、がんのゲノム医療が進展することにより、生殖細胞系列における遺伝性腫瘍症候群の責任遺伝子変異の正確な頻度や浸透率などが判明し、それにより遺伝性腫瘍症候群の概念が変化するかもしれません。

　遺伝性腫瘍症候群は、臨床的には、若年性で発症する、異時性・異所性に複数のが

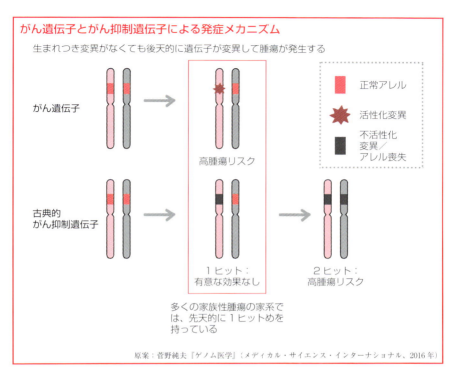

原案：菅野純夫『ゲノム医学』（メディカル・サイエンス・インターナショナル、2016年）

んに罹患する、家系内に特徴的な腫瘍の組み合わせが存在する、などの特徴があります。よって、家族性腫瘍を疑うためには、患者の問診や家族歴の聴取で拾い上げることが大切です。単一遺伝性疾患の遺伝性腫瘍症候群はメンデル遺伝に従うため、家系図の作成の際に気を付けるとよいでしょう。その一方で、乳癌や前立腺癌、大腸癌のように頻度の高い癌腫では、遺伝性腫瘍症候群によるものか、散発的に生じたものであるのかの区別は付きません。また、卵巣癌のように女性にしか発症しない場合や、乳癌のように男性と女性とで発症する確率に差がある（浸透率の差がある）癌もあります。よって、家系情報については、慎重に検討・判断する必要があります。

RET 遺伝子：多発性内分泌腫瘍症Ⅱ型の原因遺伝子である *RET* 遺伝子（OMIM ＋164761）はがん遺伝子であり、遺伝型と表現型の相関関係がよく知られています。*RET* 遺伝子は、先天性疾患である Hirschsprung 病と関連があるとも考えられています。

Q42 遺伝性乳癌卵巣癌症候群が疑われたら？

A まずは遺伝カウンセリング。その上で、遺伝学的検査を受けるかどうかを検討しましょう。

　遺伝性乳癌卵巣癌症候群（HBOC）とは、二本鎖 DNA の修復に関わる *BRCA1* と *BRCA2* の 2 つの遺伝子のどちらか、または両方にヘテロ接合性の変異を確認することで確定診断されます。

　HBOC が疑われる状況ですが、患者の持つ腫瘍の性質や家族歴から判断されます。検査を希望する方が乳癌患者の場合では、若年性（45 歳以下）、ほかのがん（卵巣癌、膵癌）の合併、家族歴（卵巣癌、膵癌、前立腺癌、男性乳癌）などから考慮されます。また、60 歳以下のトリプルネガティブ乳癌（プロゲステロン感受性なし、エストロゲン感受性なし、HER2 発現が陰性）でも HBOC である可能性が高いと考えられます。ただし、これらの条件に当てはまらない人で HBOC が否定されるのかというと、そうではありません。

　一方、卵巣癌においては、粘液性腺癌を除く上皮性卵巣癌であれば、検査が考慮されます。また、卵管癌、腹膜癌においても、HBOC の可能性を考える対象となります。

　発症者であれば、確定診断のために *BRCA1/2* の遺伝学的検査を行います。この検査のインフォームド・コンセントは主治医が行うことになりますが、他の腫瘍の発生の問題、家族における課題などにも影響するため、心理社会的問題などについても確認し、必要であれば臨床遺伝の専門家に相談することも必要でしょう。

　また、本人が癌を発症していなくても、家族歴から本人が *BRCA1/2* の病的変異を保有している可能性がある場合もあります。このような未発症の方が HBOC を心配して遺伝学的検査を希望した場合には、発症前診断としての対応となりますので、最初から臨床遺伝の専門家による遺伝カウンセリングが必要です。

　遺伝学的検査を受けるかどうかは、本人の自発的な意思によって決めてもらうことが大切です。少なくとも他人からの強制で受検する・しないを決めることがないよう

HBOC 遺伝学的検査の意義

手術や治療を検討する上での参考になる

検診を受ける上での参考になる

本人に遺伝子の変異があれば血縁者が同じものを持っているかどうかを調べることができる

HBOC 遺伝学的検査のメリットの一方で…

乳癌や卵巣癌になる可能性が一般より高いことが分かる

家族関係や結婚、子ども、仕事、人生設計などの心配

家族にも同じ体質（遺伝子の変異）が伝わっているかもしれない

検査を受けた家族の中で自分だけが遺伝子の変異がなかった→申し訳ない（サバイバーズギルト）

（京都大学医学部附属病院遺伝子診療部認定遺伝カウンセラー、村上裕美先生提供）

に配慮して遺伝カウンセリングを行います。検査を受けるにあたっての十分な判断材料を提供し、本人の意思や判断をしっかり受け止めて対応します。

　また、遺伝学的検査は、いつ検査を行っても同じ結果が返ってきます。本人に最適なタイミングを考えてもらうことも重要です。ただし、結果により治療方針に関係するような遺伝学的検査の場合はそう言ってもいられず、納得して検査を受けられるように十分な遺伝カウンセリングを行いたいところです。

NCCN ガイドライン：遺伝性腫瘍症候群の診断基準やサーベイランスについては、National Comprehensive Cancer Network（NCCN）ガイドラインに基づいて行われることが多いです。頻回に改訂されますので、常に最新の情報を得るように心がけましょう。URL はこちら→ https://www.nccn.org/professionals/physician_gls/f_guidelines.asp

Q43 遺伝性乳癌卵巣癌症候群の検査結果はどのように説明する？

A 病的変異の有無だけでなく、意義不明の変異についても説明します。変異がなくても、慎重に検診を行うように勧めます。

　BRCA1/2 の遺伝学的検査の結果は、病的変異を認める、病的変異の疑い、意義不明の変異、遺伝子多型と考えられる変異、病的変異を認めない、の5段階で報告されます。告知においては、ただ結果を開示するだけでなく、その後のサーベイランスや家族への影響についての説明、さらに得られた遺伝情報を診療に利用できるように関連科と連携することを説明した上で告知できるようセットアップします。

　検査結果は、本人の情報であり、転院などにも対応できるようお渡しする方がよいでしょう。また、血縁者が発症前診断を含めた遺伝学的検査を受ける際に利用することもできますが、患者／クライエントが自分自身の情報をどこまで共有するかについては、本人に考えて決めてもらうことが大切です。

　病的変異が認められた場合には、遺伝性乳癌卵巣癌症候群（HBOC）の発症者もしくは未発症の変異保有者ということが明らかになります。発症している腫瘍があれば担当科と情報共有することはもちろんのこと、術前であれば術式の選択に、また化学療法の選択の参考にすることができます（Q44 参照）。未発症の腫瘍のサーベイランスやリスク低減手術について担当科と各診療科との連携を行います。また、リスクのある家族のサーベイランスや遺伝学的検査、リスク低減手術についても話し合いを行います。これらの情報提供は、患者／クライエントの結果に対する受容や理解に沿って丁寧に行う必要があり、1回の遺伝カウンセリングで終わらないこともあります。また、さまざまな方針決定にあたり、本人の意向を正しく酌み取るように努めます。必要に応じて、複数回のカウンセリング機会も持つこともあります。

　意義不明の変異が見つかった場合、サーベイランスは考慮されますが、リスク低減手術は勧められません。現在、変異はデータベース化されており、今、意義不明の変異であったとしても、将来、症例の蓄積により、その変異が病的変異であったり、あ

102

> ### 結果説明のポイント
>
> **病的変異あり／病的変異の疑い**
> - 基礎疾患の状況に応じて、治療担当医との連携を図る（治療介入の検討）。
> - 必要に応じて他の腫瘍のサーベイランス。計画、予防法を検討する。
> - 家族への情報提供について相談する。
>
> **病的変異を認めず／遺伝子多型と考えられる変異**
> - 一般的な検診を推奨する。
> - 現在分かっていない変異は否定できない。
> - ほかの腫瘍症候群も否定できない（*BRCA* 単独の検査の場合）。
>
> **意義不明の変異**
> - 遺伝学的な情報を元に医学的な判断は不可能である。
> - 家族歴などから、慎重な検診を行う項目について検討する。
> - 侵襲的な介入は推奨されない。
> - 家族の検査についても意義を持たない。

6

遺伝性疾患としての腫瘍

るいはそうでなかったり、意義が明らかになる可能性がありますので、そのことについても説明時に触れておく必要があります。

　病的変異を認めない場合でも、未知の *BRCA* の変異、*BRCA* 以外の遺伝子の変異の影響が否定できません。最近では、乳癌ではパネル検査が行われており、他の遺伝子の検索も考慮されます。家系員については、病的変異がなかった場合に安心されることもあるのですが、家系内に乳癌患者がいるだけで家族のリスクは上昇しますので、検診が推奨されることをきちんと説明します。

> 先入観に注意！：遺伝学的検査の結果、「変異あり」と言われた方が「原因がはっきりした」と納得することもありますが、「変異なし」ではその逆もあります。このため、医師の判断で「良い結果」「悪い結果」と評価することはできません。したがって、結果説明の際、「残念ですが……」などと言わないことが重要です。

103

Q44 遺伝性乳癌卵巣癌症候群と確定したらどうする？

A 今後起こりうる疾患、検診の計画、およびリスク低減手術などについて説明します。

　遺伝性乳癌卵巣癌症候群（HBOC）の診断のためには、*BRCA1/2* の遺伝学的検査が必須です。HBOC と診断された場合には、その腫瘍の持つ特性に合わせた対応に向けた調整が必要になります。

　乳癌や卵巣癌を発症している場合には、術式や抗がん薬の選択などに利用することも考慮されます。術式については、遺伝子変異の有無だけで決めるわけではありませんが、進行度などを判断する手術担当医と診断を共有し、判断に利用できるように調整します。また、化学療法についてですが、*BRCA* の変異が認められた場合にはポリ（ADP-リボース）合成酵素（PARP）阻害薬の使用が考慮され、プラチナ系の抗がん薬の奏効率が高いことも知られています。一方で、*BRCA1* の変異保有者では、タキサン系の抗がん薬の効果が低いとも言われています。

　未発症者にはサーベイランスの計画についてお話しします。乳房に関しては検診が中心になり、リスク低減手術は検討課題です。一方、リスク低減卵巣卵管切除術では介入が生存率を向上させることが知られていますが、永久不妊になるという大きな問題があります。*BRCA1* では 35 ～ 40 歳での介入、*BRCA2* では 40 ～ 45 歳までの介入が推奨されており、挙児の希望と合わせて相談を行います。

　家族に対しては、サーベイランスの対応に加えて、発端者が遺伝子の病的変異を保有していることをどのように伝えるかも大きな課題になります。一律の対応は不可能で、家系員のライフステージや健康への意識などを確認して、対応をクライエントと共に検討します。未発症者に遺伝学的検査を行う場合は、発症前診断となります。家族性腫瘍の発症前診断は、適切なサーベイランスや介入の設定に役立つ反面、結婚や保険加入といった社会的な不利益が生じる可能性もあります。したがって、これらのリスク・ベネフィットについて説明し、判断してもらいます。また、リスクのある家

HBOC と診断された場合のフォローアップ
（米国 NCCN ガイドライン 2017 より抜粋）

乳房の検診と予防

- 18 歳から、乳房の自己検診を行う。
- 25 歳から、医療機関で半年から 1 年に 1 回の頻度で視触診を受ける。
- 25 ～ 29 歳あるいは家族が乳癌を発症した最も早い年齢から、1 年に 1 回の頻度で MRI 検査（推奨）、または MRI 検査ができない場合や 30 歳より前に乳癌と診断された家族歴がある場合にはマンモグラフィ検査を行う。
- 30 ～ 75 歳では、1 年に 1 回のマンモグラフィ検査と造影 MRI 検査を行う。
- 75 歳以上では、個別対応。
- 乳癌治療後は、残っている乳房組織に対して 1 年に 1 回のマンモグラフィと MRI 検査を継続する。
- 「リスク低減手術」（乳癌のリスクを下げるために、癌を発症する前に乳房を切除する手術）について検討し、医療者と話し合う。

卵巣の検診と予防

- リスク低減手術（卵巣癌のリスクを下げるために、がんを発症する前に左右両方の卵巣および卵管を切除する手術）が、出産を終えて一般的に 35 ～ 40 歳の間で推奨される。BRCA2 の変異では BRCA1 の変異に比べて 8 ～ 10 歳発症年齢が遅れるため、40 ～ 45 歳に手術を遅らせることも妥当である。
- 手術を選択しない場合は、婦人科の医師に相談し、半年に 1 回の頻度で経腟超音波検査、腫瘍マーカー（血液検査）考慮する。30 ～ 35 歳から、または家族で最初に卵巣癌と診断された人の発症年齢の 5 ～ 10 歳早くから開始する。
- リスク低減手術に関する課題についてカウンセリングを行う。
- 卵管切除のみを行うことは研究段階であり、標準的ではない。
- リスク低減手術によってのみ卵巣癌のリスクや卵巣癌による死亡率を減らすことが報告されている。経腟超音波検査や腫瘍マーカーの検査は、積極的に推奨されるほどの精度は示されていない。

系員において遺伝学的検査を行わない場合には、サーベイランスの提案を行います。

> HBOC という名前：これまで BRCA1/2 の病的変異がある遺伝性腫瘍を、遺伝性乳癌卵巣癌症候群（HBOC）と呼んでいましたが、ほかにも乳癌、卵巣癌を生じる遺伝学的状況も判明してきました。現在、米国の NCCN では、BRCA-related breast and/or ovarian cancer syndrome という用語が使われています。

6

遺伝性疾患としての腫瘍

Q45 Lynch 症候群はどのように診断する？

A 遺伝学的検査で確定します。各種ガイドライン・診断基準を用いるので、それについて知っておきましょう。

　わが国における Lynch 症候群の頻度は分かっていませんが、全大腸癌の 2 ～ 4% を占めると推定されています。Lynch 症候群は、ミスマッチ修復（MMR）遺伝子の生殖細胞系列の変異をヘテロ接合性に持つことを確認して診断されます。臨床情報での疑いからスクリーニングを経て、遺伝学的検査で確定診断するという流れです。

　臨床情報では、発症年齢、家族歴、関連腫瘍の有無に着目されます。婦人科の関連腫瘍では、子宮内膜癌と上皮性卵巣癌がありますが、卵巣癌は遺伝性乳癌卵巣癌症候群（HBOC）とは異なり粘液性腺癌も対象となります。また、MMR 遺伝子にセカンドヒットが入り、ミスマッチ修復機構が破綻すると、ゲノム上の反復配列であるマイクロサテライト領域に反復配列の異常が見られるようになります。これをマイクロサテライト不安定性（MSI）と言います。高頻度の MSI（MSI-H）は、腫瘍内リンパ球浸潤やクローン様リンパ球反応、粘液癌・印環細胞癌様分化、髄様増殖と関連します。よって、これらの所見が見られたときにも Lynch 症候群を疑います。

　これらの臨床所見をまとめ、さらに詳しい検査を行うかどうかの基準が、改訂ベセスダガイドラインとアムステルダム基準 II です。これらの基準に適合する場合には、第 2 次スクリーニングとして MSI 検査もしくは免疫染色を行います。MSI 検査は、前述のように腫瘍細胞に起こった体細胞遺伝子検査ですが、最終的な診断は MMR 遺伝子を対象とした遺伝学的検査になりますので、生殖細胞系列の検査につながるという意識が必要です。また、免疫染色は MMR 遺伝子の産物を対象とした染色を行います。こちらも遺伝子発現を見るものなので、MSI と同様の配慮が必要です。これらの検査の中で、*MLH1* 遺伝子の発現消失は体細胞変異における *BRAF* V600E でも変化が生じることがありますので、必要に応じて確認を行います。

　MSI 検査または免疫染色で変異常所見がある場合、生殖細胞系列の MMR 遺伝子の

アムステルダム基準Ⅱ（1999年）

少なくとも3人の血縁者がLynch症候群（HNPCC）関連腫瘍（大腸癌、子宮内膜癌、腎盂・尿管癌、小腸癌）に罹患しており、以下のすべてを満たしている。
1. 1人の罹患者はその他の2人に対して第1度近親者である。
2. 少なくとも連続する2世代で罹患している。
3. 少なくとも1人の癌は50歳未満で診断されている。
4. 腫瘍は病理学的に癌であることが確認されている。
5. 家族性大腸腺腫症（FAP）が除外されている。

改訂ベセスダガイドライン（2004年）

以下の項目のいずれかを満たす大腸癌患者には、腫瘍のMSI検査が推奨される。
1. 50歳未満で診断された大腸癌。
2. 年齢に関わりなく、同時性あるいは異時性大腸癌あるいはその他のLynch症候群関連腫瘍*がある。
3. 60歳未満で診断されたMSI-Hの組織学的所見**を有する大腸癌
4. 第1度近親者が1人以上Lynch症候群関連腫瘍に罹患しており、そのうち1つは50歳未満で診断された大腸癌。
5. 年齢に関わりなく、第1度あるいは第2度近親者の2人以上がLynch症候群関連腫瘍と診断されている患者の大腸癌。

　＊大腸癌、子宮内膜癌、胃癌、卵巣癌、膵癌、胆道癌、小腸癌、腎盂・尿管癌、脳腫瘍（通常はターコット症候群に見られるglioblastoma）、ムア・トレ症候群の皮脂腺腫や角化棘細胞腫
　＊＊腫瘍内リンパ球浸潤、クローン様リンパ球反応、粘液癌・印環細胞癌様分化、髄様増殖

大腸癌研究会「遺伝性大腸癌診療ガイドライン　2016年版」（金原出版、2016年）より引用

6

遺伝性疾患としての腫瘍

検査を行い、Lynch症候群と確定します。

　最近では、家族歴などによる拾い上げを飛ばして、全例に免疫染色やMSI検査を行う、universal screeningという方法も提唱されています。

免疫染色によるLynch症候群のスクリーニング：ミスマッチ修復遺伝子産物、つまりタンパク質の免疫染色を行うことで、遺伝子変異がある程度推測可能です。多くの施設で容易に行うことができる検査ですが、遺伝カウンセリングに準じた十分な事前説明を行っておく必要があります。

Q46 Lynch 症候群と診断されたらどうする？

A 本人には今後起こりうる疾患、各種腫瘍の検診について説明します。家族にもカウンセリングを勧めます。

　術前に Lynch 症候群と診断された場合には、大腸癌の多発を考慮して全大腸の検索が必要です。同様に関連腫瘍についても検索が必要です。婦人科腫瘍であれば、卵巣癌や子宮内膜癌、ほかにも胃や小腸といった消化管腫瘍、泌尿器科腫瘍のスクリーニングを行うことになります。

　治療方針としては、通常の腫瘍と同じように対応します。大腸癌でも、予防的な全摘手術のコンセンサスは得られていません。また、マイクロサテライト不安定性検査で高頻度変異が認められた大腸癌症例では 5- フルオロウラシルの効果が低いことも知られています。反対に、抗 PD-1 抗体阻害薬の効果が期待されるといった報告も出てきています。

　Lynch 症候群と診断された場合には、関連腫瘍のサーベイランスが生涯にわたって必要です。子宮内膜癌、卵巣癌のサーベイランス法や施行間隔は、あくまでも目安とされており、コンセンサスは得られていません。米国の NCCN のガイドラインでは、予防的な子宮および付属器の摘出の対象となっています。

　家族への遺伝カウンセリングも実施することが望ましいとされています。発症前診断は、発端者の遺伝学的検査の結果をもって実施することが可能ですが、発症者の診断とは異なり、臨床遺伝の専門家の下で十分な遺伝カウンセリングを行った上で検査することが必要です。発症前診断では、本人の心理的な負担や社会的な不利益、家族との葛藤などさまざまな問題が生じうるため、心理社会的支援の体制と個人情報の保護に十分に配慮します。

　発症前診断を行って病的変異の保有が明らかになった未発症の血縁者は、Lynch 症候群のサーベイランスの対象となります。また、発症前診断を行っていない血縁者でも、同様のサーベイランスを実施します。遺伝学的検査で変異がない血縁者には、通

表　Lynch 症候群の主な関連腫瘍に対するサーベイランスの目安

部位	検査方法	検査開始年齢	検査間隔
大腸	大腸内視鏡検査	20〜25 歳	1〜2 年
子宮・卵巣	経腟超音波断層法、子宮内膜組織診、子宮内膜細胞診、血清 CA125	30〜35 歳	半年〜2 年
胃・十二指腸	上部消化管内視鏡検査	30〜35 歳	1〜2 年
尿路	検尿・尿細胞診	30〜35 歳	1〜2 年

- 東アジアのように胃癌の多い地域や、胃癌の家族歴を有する Lynch 症候群の患者と血縁者には、上部消化管内視鏡検査によるサーベイランスを 1〜2 年ごとに行うことが提唱されている。
- 子宮内膜癌と卵巣癌の定期的なサーベイランス法やその施行間隔についてはコンセンサスが得られていない。
- 泌尿器系の関連腫瘍としては腎盂・尿管癌が挙げられる。MSH2 遺伝子の生殖細胞系列に変異を有する患者に多いとされているが、定期的な検尿、尿細胞診を含め、予後の改善に有用性が証明されたサーベイランス法はない。

大腸癌研究会「遺伝性大腸癌診療ガイドライン　2016 年版」（金原出版、2016 年）より引用

常の腫瘍のサーベイランスは必要であることを正しく理解してもらいます。

　また、遺伝学的検査を行っていなくともアムステルダム基準Ⅱを満たす場合には、Lynch 症候群の可能性は否定できません。マイクロサテライト不安定性（MSI-H）であれば Lynch 症候群としてのサーベイランスを行い、MSI が認められなかった場合（MSS）や 1 カ所で MSI が認められた場合（MSI-L）であっても通常より慎重に経過観察します。また、遺伝学的検査を行っておらず、ベセスダガイドラインを満たすがアムステルダム基準Ⅱを満たさない場合でも、MSI-H であれば Lynch 症候群が否定できないため、注意深い経過観察を行います。

遺伝性大腸癌診療ガイドライン：日本では、大腸癌研究会が大腸癌に関するガイドラインを出しています。海外のデータを利用するのみならず、日本の臨床データも重視したもので、現在は 2016 年版が公開されています。URL はこちら→ http://www.jsccr.jp/guideline/

第7章

生殖補助医療と遺伝

Q47 生殖補助医療に関する問題が生じる遺伝的状況は？

A いくつかの遺伝性疾患において、不妊が起こることが知られています。

　不妊と関連する遺伝的な状況として、女性においては、性分化異常、排卵障害を来す状況、配偶子形成に問題を起こす状況など、さまざまな病態が考えられます。男性不妊にも、いくつかの病態が関与します。

　まず、性分化疾患（disorders of sex development：DSD）では、アンドロゲン不応症に代表される、染色体の核型が 46,XY の女性の場合があります。この場合には原発無月経ですので、その段階でスクリーニングされている可能性があります。

　また、間脳－下垂体－性腺軸と関連するホルモンおよびそのレセプターの遺伝子変異が排卵障害を引き起こして不妊を生じることもあります。視床下部性の性腺機能低下を来す疾患に、Kallmann 症候群（OMIM # 308700 など）があります。この症候群では嗅覚異常を伴うことがあります。多くの原因遺伝子が知られており、遺伝形式も、常染色体優性、常染色体劣性、X 連鎖性というように、さまざまな形式を取ります。よって、遺伝診療においては家族歴の聴取が重要です。

　早発卵巣不全では、Fanconi 貧血（OMIM # 227650、# 605724 など）、Bloom 症候群（OMIM # 210900）、脆弱 X 症候群（OMIM # 300624）などとの関連が指摘されています。

　染色体異常症では、Turner 症候群が有名ですが、モザイク型では自然妊娠や生殖補助医療により妊娠した例も報告されています。また、Turner 症候群とは異なる病態ですが、X 染色体長腕の部分欠失でも原発無月経が生じることが知られています。トリプル X 女性の多くは、妊孕性には問題ないとされていますが、3％程度に早発卵巣不全が生じると言われています。なお、トリプル X 女性の配偶子の核型は 23,X で、次世代に引き継ぐ可能性は低いとされています。

　また、プロテイン S 欠損症やプロテイン C 欠損症のような血栓性素因も遺伝性に生

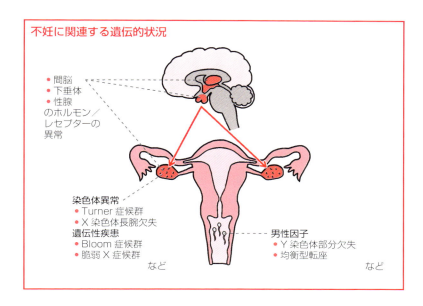

じることがあり、習慣流産の原因となることがあります（詳しくは Q51 へ）。

　男性不妊では、無精子症の原因として Klinefelter 症候群や均衡型染色体構造異常、Y 染色体の部分欠失があります。また、閉塞性無精子症を来す疾患として囊胞線維症が知られています。

> **Kallmann 症候群の原因遺伝子**：Kallmann 症候群の原因遺伝子は 20 以上もあり、X 染色体だけでなく、常染色体にも存在しています。詳しい遺伝子の機能が分かっていないものも多いのですが、これらの遺伝子は、個体発生時における嗅神経細胞と GnRH 放出ホルモン細胞の移動に関わっているのではないかと推測されています。

Q48 染色体転座は配偶子形成にどのように影響する？

A 三価染色体、四価染色体など、不均衡な配偶子が発生する
メカニズムを理解しましょう。

　減数第1分裂では、同じ染色体どうしがキアズマを形成して、対合します。よって、転座が生じている場合には、転座を起こしている染色体は、2つの染色体と対合します。つまり、ロバートソン転座では三価染色体、相互転座では四価染色体を形成します。

　しかし、四価染色体を形成しない場合は部分的に対合がうまくいかないため、減数分裂が停止することも知られています。このチェックポイント機構は男女間で差があり、男性の方が厳しいため、均衡型転座が無精子症として影響しやすいと考えられています。

　三価染色体、四価染色体は2つの娘細胞に配分され、減数第2分裂が起こります。このとき染色体数の変化は起こらないので、減数第1分裂で配偶子の核型は決まります。染色体の本数で考えると、三価染色体の分離では3：0、2：1に、四価染色体では4：0、3：1、2：2に分かれます。この比率は全て均等ではなく、順列組み合わせになります。2：2分離のときに染色体の量がバランス良く分配された状態、これには親の均衡型転座を引き継いだ場合も含まれますが、このような分離形式を交互分離と言います。2：2分離で不均衡になる組み合わせでは、違うセントロメアを持った染色体どうしが同じ娘細胞に入る場合と、同じセントロメアを持つ染色体どうしが入る場合があります。違うものどうしが入る場合を隣接1型分離、同じものが入る場合を隣接2型分離と言います。このように形成された配偶子の染色体不均衡は、不妊症や習慣流産、染色体不均衡を持つ児の出生につながります。

　交互分離になるか、それとも隣接1型や隣接2型、そして3：1分離や4：0分離を来すかの比率ですが、これは同じにはなりません。この比率は転座保因者の性別や転座の核型によっても異なります。染色体に関する遺伝カウンセリングの基本となる教科書であるGardnerのテキストに、症例を集積し、その平均をとったデータが掲

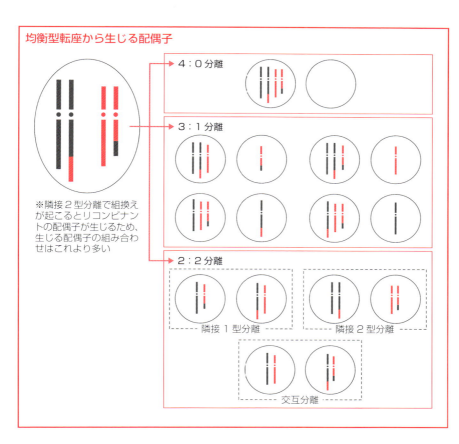

載されています。これによると、男性では交互分離が43%、隣接1型が32%、隣接2型が13%、3：1が10%、4：0がほぼ0%とされています。一方女性では、交互分離が30%、隣接1型が30%、隣接2型が14%、3：1が26%、4：0が0%です。

> Three-way translocation（Three-way 転座）：一般的な相互転座は2カ所の交換ですが、これはより複雑で、染色体の3カ所に切断が起こって、玉突きのような形で転座が起こります。この転座がある場合、対合時に六価染色体が形成され、その分離パターンは大変ややこしくなります（最低でも64通り）。

Q49 男性不妊の遺伝学的原因と診断は？

 まずは染色体異常を疑い、検査を進めることになります。

　男性不妊の原因は、造精機能障害や精路通過障害、副性器障害、性機能障害に大きく分類されます。実際には半数以上が特発性で、原因がはっきりしないものも少なくありませんが、遺伝性の男性不妊は一定の割合で存在しており、その検索は重要です。

　染色体異常としては、数的異常、構造異常のいずれも造精機能障害の原因となります。また、単一遺伝性疾患でも無精子症の原因となる疾患があります。男性不妊を起こす染色体数的異常の代表的なものが Klinefelter 症候群で、出生男児 1,000 に 1 人、男性不妊症の 3％、無精子症男性の 5 ～ 10％と言われます。Klinefelter 症候群の標準的な核型は 47,XXY です。症状として精巣の萎縮、高身長が見られますが、思春期以前の診断は困難で、男性不妊から診断されることも珍しくありません。

　男性不妊の原因となる構造異常で最もよく知られているのが、Y 染色体長腕の欠失です。Y 染色体長腕セントロメア近傍には正式形成と関連する AZF という領域があり、これらの領域の欠失が男性不妊患者の 5 ～ 10％に認められます。AZF には、セントロメア側から AZFa、AZFb、AZFc の 3 カ所があります。AZFc のみの欠失であれば射精精子がなくても精巣内に精子がある可能性があり、精巣内精子抽出法（TESE）からの顕微授精での妊娠も期待できます。AZF 領域にはパリンドローム配列という塩基配列の回文構造があり、同じ DNA 鎖の中で結合が起こって欠失が生じると考えられています。Q48 にも記載しましたが、染色体の均衡型構造異常も精子形成に問題を起こします。この場合は高度の乏精子症となることが多く、5 ～ 7％に染色体異常を伴いますが、均衡型転座や逆位が大部分であると言われています。

　単一遺伝性疾患でも男性不妊を生じることがあります。嚢胞性線維症（OMIM ＃ 219700）、アンドロゲン受容体の異常、性腺刺激ホルモンまたはその受容体の異常、β - サラセミア（OMIM ＃ 613985）や Fanconi 貧血などが挙げられます。また、

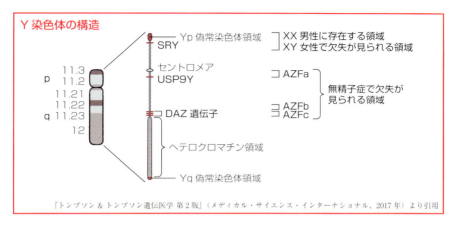

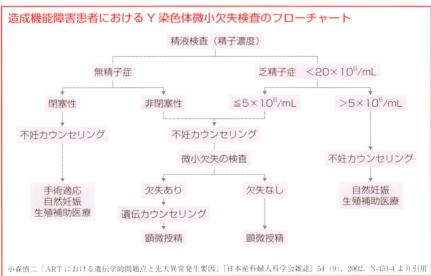

　ミトコンドリアの異常が、精子の運動に影響しているという報告もあります。

　男性では、黄体化ホルモン（LH）はテストステロンを産生するライディッヒ細胞に促進的に働き、卵胞刺激ホルモン（FSH）は精子形成を促すセルトリ細胞を刺激します。よって、LH欠損では第二次性徴が欠落し、乏精子症となり、FSH欠損では二次成長は発現しますが、無精子症となります。これらのホルモンの産生障害や受容体の異常が男性不妊の原因となります。

Q50 生殖補助医療は遺伝学的に影響する？

A 妊娠しにくい形質の遺伝や、培養に伴うエピジェネティックな影響を考慮する必要があります。

生殖補助医療では、排卵誘発や採卵に伴う合併症、そして妊娠後の母体に対する合併症、児に与える影響が存在します。児に与える影響については、早産や低出生体重児の出産、胎児発育不全、周産期死亡率が増加すると言われています。日本の大規模研究（Hayashi, 2012）では、体外受精胚移植（IVF-ET）による低出生体重児出生や新生児仮死は増加していたが、臍帯動脈血pHやApgarスコア、新生児死亡には有意な影響はなかったと報告されています。

先天異常の割合は報告によって差があり、大きく影響するという報告からあまり影響がないとする報告までさまざまです。2015年に発表されたメタアナリシスでは、相対危険率1.32に増加することが示されています（Hansen, 2013）。

生殖補助医療で染色体異常が増加することが指摘されており、一般頻度の0.6%に比べて、生殖補助医療では3%程度になるとされています。特に顕微授精では、父親の構造異常を引き継ぐ可能性が高くなるとの指摘があります（『生殖医療の必修知識』）。特に、Y染色体の部分欠失やKlinefelter症候群により精子形成が障害されており、精巣内精子を用いて顕微授精を行った場合、父親の変異を引き継ぐ可能性があります。

先天異常に関しては、生殖補助医療がエピジェネティックな調節に影響する可能性についても懸念されています。実際に、Angelman症候群（OMIM # 105830）やBeckwith-Wiedemann症候群（OMIM # 130650）といった、エピジェネティックな変化に起因して生じるインプリンティング遺伝子を原因とする疾患と生殖補助医療の関係も指摘されています。精子と卵子は、親のエピジェネティックな調節、すなわちメチル化を保っていますが、受精とともに精子、卵子からのDNAのメチル化が消去され、新しいメチル化パターンを再構築するようになります。体外受精の場合、このリプログラミングの時期に胚を培養することが、メチル化に影響すると推測され

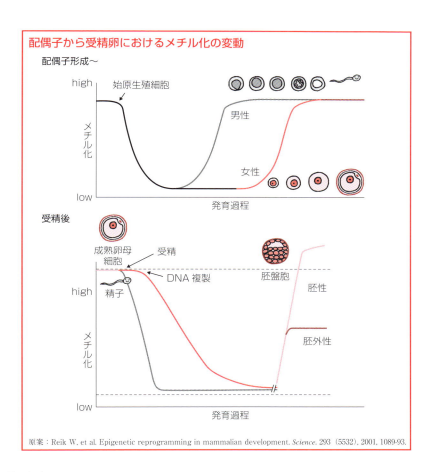

原案：Reik W, et al. Epigenetic reprogramming in mammalian development. *Science*. 293（5532), 2001, 1089-93.

ています。

> ART出生児の長期予後：生殖補助医療で出生した児の長期予後については、調査が難しいのが現状です。現在、厚生労働科学研究で、身体発達・精神発達の15年の追跡調査が行われています。成人した後の疾患の発症などは、それこそ一生かからないと現れてこないことですので、Dutch FamineからのDOHaD仮説のように、次の時代にはいろいろなことが明らかになるかもしれません。

Q51 血液凝固異常の遺伝学的原因と診断は？

A プロテイン欠乏症、第XII因子欠乏症など、いくつか有名な
疾患があります。

　血液凝固系の異常と不育症との関連が指摘されています。この中には、抗リン脂質抗体症候群、プロテインS欠乏症、プロテインC欠乏症、第XII因子欠乏症、先天性第XIII因子欠乏症、凝固第V因子Leiden変異などが挙げられます。これらは血栓性素因とも呼ばれ、胎盤の形成や血流障害などに影響すると考えられています。診断は遺伝学的検査ではなく、それぞれの活性を調べることで行われます。

　抗リン脂質抗体症候群は、不育症患者の5〜20%に見られる状態です。家族性の抗リン脂質抗体症候群ですが、疾患と特定のHLA型が関連するとの指摘もありますが、明らかな遺伝性については示唆されていません。

　プロテインS欠乏症は、日本人などの東洋人で比較的多いことが知られています。*PROS1*遺伝子の変異が、活性の低下や量の減少に影響する場合に疾患の原因となります。常染色体優性遺伝形式で表現型が見られますが、両方のアレルに変異があるとより重要です。プロテインC欠乏症は、プロテインS欠乏症よりも頻度は低いのですが、同様の症状を来します。こちらも常染色体優性遺伝形式をとります。

　不育症と関連した凝固異常として、第XII因子欠乏症があります。しかし、本当に不育症と関連しているかについては、はっきりとした結論が出ていません。第XII因子は凝固因子の一つですが、欠乏しても出血を伴わず、無症状の場合では治療を行うことはありません。

　先天性第XIII因子欠乏症（OMIM＃613225、＃613235）は、新生児の頃から臍帯の止血が遅延するなど種々の易出血性を来す疾患で、習慣流産との関連も指摘されています。XIII因子は凝固活性を持つサブユニットAと活性を持たないサブユニットBが、それぞれ2つずつ結合してできており、サブユニットAは6番染色体に、サブユニットBは1番染色体上にあります。この欠乏症ではサブユニットAとBの両

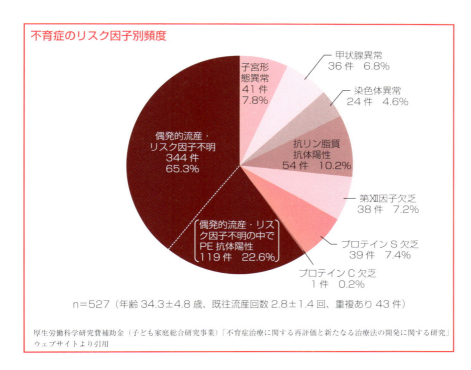

方が欠損するパターンと、サブユニットAだけが欠損するパターンとがあります。両方のサブユニットの遺伝子に変異が起こっているように考えてしまいますが、サブユニットBの機能がサブユニットAの安定化なので、サブユニットBの変異がサブユニットAにも影響するのです。このように、多量体によって作られるタンパク質による疾患では、そのサブユニットの機能を理解しておくことが大切です。

抗リン脂質抗体症候群ガイドライン：抗リン脂質抗体症候群（APS）合併妊娠の診療ガイドラインによれば、不育症で抗リン脂質抗体を測定することは妥当ですが、不妊症ではAPSの検査および治療は有用性がないとされています。また、臨床症状がなく、APSの家族歴のみの場合にも、積極的にAPSを疑う根拠は低いとされています。

Q52 着床前胚遺伝学的検査の目的と適応は？

A 「重篤な遺伝性疾患の診断」「繰り返す流産の回避」が目的で、日本産科婦人科学会で定めた適応に応じて行います。

着床前胚遺伝学的検査（preimplantation genetic testing；PGT）は、かつて使われていた着床前診断（preimplantation genetic diagnosis；PGD）や着床前スクリーニング（preimplantation genetic screening；PGS）に代わる言葉です。単一遺伝性疾患を対象とした場合には PGT-M（PGT for monogenic/single gene defects）、染色体構造異常が対象であれば PGT-SR（PGT for chromosomal structural rearrangements）、染色体数的異常を対象とすれば PGT-A（PGT for aneuploidies）となります。すなわち PGT では、単一遺伝性疾患に関わる遺伝子変異や染色体構造異常、染色体の数的異常を、受精した胚の段階で調べることが目的です。また、海外においては、医療とは関係ない社会的な性別選択（social sexing）も行われています。この性別選択には、性差別・偏見の助長、性比への影響、親子関係への影響といった倫理・社会的な問題が存在しています。

わが国における着床前診断の適応は、日本産科婦人科学会の見解では、「原則として重篤な遺伝性疾患児を出産する可能性のある、遺伝子ならびに染色体異常を保因する場合に限り適用される。ただし、重篤な遺伝性疾患に加え、均衡型染色体構造異常に起因すると考えられる習慣流産（反復流産を含む）も対象とする」とされています。よって、成人発症の疾患や軽症な疾患を診断するためには着床前診断は利用できないというのが実情です。また、染色体の数的異常については、流産や疾患の原因となる変化の確認は対象となりますが、数的変化をスクリーニングとして見ることは目的としないことになっています。

FISH 法が PGT の検査の主流であったころは、対象となる染色体の検査のみが可能でしたが、現在ではアレイ CGH や次世代シーケンサーを使用するようになり、全ての染色体の数的な変化を調べることができるようになりました。この染色体全体を見

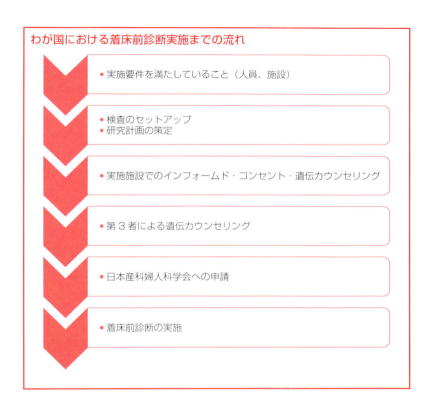

ること、すなわち PGT-A では、体外受精の成功率を上げることが期待されています。現在のところ、FISH 法による PGT-A の有効性は否定的であり、CGH 法では妊娠率が上昇したという複数のメタアナリシスによる報告がなされています。しかし、それでも胚のモザイクなどの生物学的特性や解析技術など克服すべき点は多く、有効であるとの結論には至っていないのが現状です。また、形態観察による胚の選別と同等の結果だったとする 2015 年の Chen らの報告もあり、まだ議論は尽きないところです。

Q53 着床前診断の手順は？

A まずは個別の症例で倫理申請を通したのち、検体採取、診断へと進みます。

日本における着床前胚遺伝学的検査、いわゆる着床前診断は、「『着床前診断』に関する見解」に基づいた臨床研究として、日本産科婦人科学会の認可の上で実施されます。

インフォームド・コンセントでは、検査の原理・手法、予想される成績、安全性、他の出生前診断との異同などを文書で説明し、文書で同意を得ます。このインフォームド・コンセントや遺伝カウンセリングは、実施診療部門で行うのに加えて、着床前診断実施診療部門以外の診療部門もしくは第三者機関において、臨床遺伝専門医、認定遺伝カウンセラーなどの遺伝医療の専門家によって行われることが定められています。

実際の検査の流れですが、検体採取と解析の２つに分かれます。

検体採取方法として、極体診断、割球生検、胚盤胞（栄養外胚葉細胞）生検の３つの方法があります。４～８細胞期の割球生検では胚への負担が大きく、細胞が１～２つしか採取できないため、最近では栄養外胚葉細胞を用いる方法が主流になりつつあります。この方法であれば、生検される細胞が胚全体の細胞に占める割合が低く、また、栄養外胚葉細胞は胎盤に分化する細胞ですので、胚、ひいては児への影響を小さくすることができると考えられます。

FISH 法では、１細胞で検査を行えますが、その他の分子生物学的な方法を用いる場合には、PCR 法や全ゲノム増幅といった技術を用いて遺伝子量を増やすことが必要です。その後、遺伝子の解析を行いますが、PGT-M では、対象となる遺伝子そのものの解析ではなく、近くにある遺伝子マーカーなどを用いて疾患アレルの存在を確認することも可能です。染色体の異数性診断においては、アレイ CGH や定量的 PCR、次世代シーケンサーなどが用いられます。

検査の結果で胚移植の方針が決まります。PGT-M や PGT-SR の場合、病的変異もしくは不均衡型核型を持つ胚であれば移植を行わず、変異のない胚を移植することに

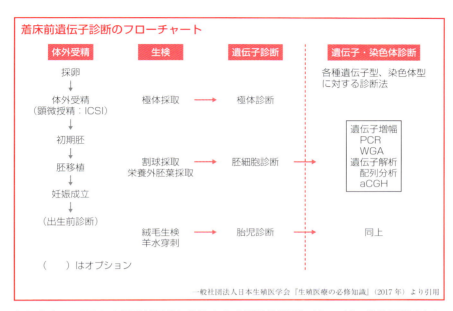

一般社団法人日本生殖医学会『生殖医療の必修知識』(2017年) より引用

なります。PGT-Aの異常が見られる染色体の異数性診断においては、数的異常のない胚を移植することになります。正常胚が見つからない場合には、移植できないと判断されます。しかし、これらの判断には限界があります。例えば、倍数体の確認は、アレイCGHでは困難です。胚には多くモザイクが存在することから、採取した細胞が、本当に胎児の状態を代表するかの判断が難しいこともあります。よって、まだまだ検証が必要な段階だと言えるでしょう。

> NGSと着床前診断：NGSは次世代シークエンス（next generation sequencing）の略で、短時間でDNA配列を読む技術のことです。実際のところは、読む速度が速くなったというよりは、超並列で読んでいるために、結果的に全体の速度が上がった、ということになります。2000年代半ばに登場した装置以降が次世代シーケンサーと呼ばれているようです。以来20年近くになりますが、まだ「次世代」と呼ばれています。まあ、「新幹線」みたいなものですかね。これを着床前診断に応用する流れが2013年頃より始まっています。従来のCGH法より検査精度、コスト面、スピード面でのメリットがあり、今後はNGS法による着床前診断が主体になるのではないかと言われています。

第**8**章

女性医療と遺伝

Q54 女性医療に遺伝的問題が生じる状況は？

A 出生直後、思春期、早発卵巣不全など、女性医療のあらゆる局面で遺伝学的な原因による疾患に遭遇する可能性があります。

女性の一生で遺伝の問題に直面するのは、妊娠、出産、そしてがんと考える方が多いと思います。しかし、「女性医療」の分野がカバーするあらゆる局面でも、遺伝学的な問題が関連してきます。

まず、出生時に性別が判別できない、性分化疾患（disorders of sex development；DSD）という状態があります。これは、多くの遺伝子でコントロールされる性分化に関わる複数の状態を表したカテゴリーです。女性の人生の開始の時点から遺伝の問題に出会うということです。

また、思春期早発や原発無月経にも、多くの遺伝的要因が関わっています。原発無月経には、ホルモンや受容体の遺伝子の変異だけでなく、Turner 症候群のような染色体異常が隠れていることもあります。また、稀な事例ではありますが、Peutz-Jeghers 症候群の若年女性で、エストロゲン産生腫瘍を合併して、思春期早発を合併したという報告もあります。早発卵巣不全の原因は遺伝学的な問題だけではありませんが、トリプル X 女性や Turner 症候群といった染色体異常をはじめとして、さまざまな遺伝学的な要因が影響します。

多嚢胞性卵巣や、これは女性医療というより腫瘍関連かもしれませんが、子宮筋腫や子宮内膜症でもゲノムワイド関連解析（GWAS）が行われ、いくつかの座位と発症との関連が指摘されています。全てが遺伝で説明できるわけではありませんが、このように女性医学と遺伝学的要因は切っても切れないものです。

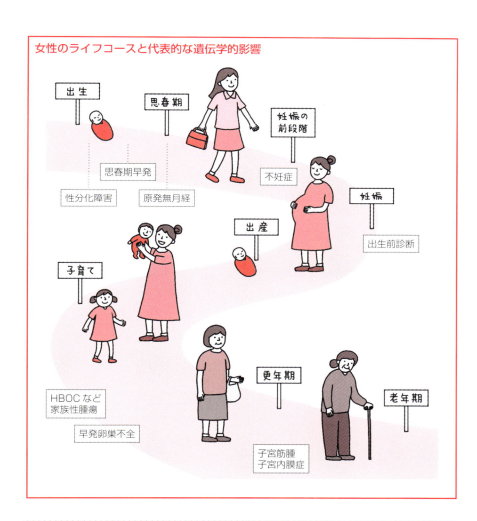

女性医学としての産婦人科：産婦人科では腫瘍、周産期、生殖内分泌のサブスペシャリティの領域に関連学会が多いですが、日常診療では本章のような女性医学的問題を抱えたケースにしばしば遭遇します。女性の一生に関わる産婦人科ならではの視点として重要です。

Q55 性分化疾患を見つけたら？

A 出生時に性別が判断できない事態は「救急疾患」です。両親への伝え方が極めて重要です。

生殖器は、男女共通の未分化な状態から、Y染色体や産生されるタンパク質の影響を受けながら男性および女性特有の形に発生が進んでいきます。出生時には形態学的に男女の見分けが付く状態になっているのが通常です。性分化疾患（DSD）とは、「卵巣・精巣や性器の発育が非典型的である状態」であり、性腺の触知、陰茎あるいは陰核の状態、尿道口の開口部位、陰嚢あるいは陰唇の状態、腟の状態、皮膚色素沈着の有無といった点で外性器所見が典型的男児／女子と異なる場合、DSDを疑います。国内のDSDの患者数は、平成21年度の全国実態調査から約6,500人と推定されています。DSDの中には、性分化に関わる遺伝子や染色体だけでなく、代謝性疾患を原因とするものがあります。これらの代謝性疾患では、急性副腎不全や急性腎不全を来すことがあり、診断の遅れが生命の危険につながる場合があります。よって、「性分化疾患は経験の豊富な施設で扱うべき疾患である」と推奨されています。小児内分泌の専門医は、小児内分泌学会のウェブサイトから検索できます。

最初に行う検査は、血清電解質検査、血清コレステロール、性腺系、副腎系、尿蛋白、尿中ステロイドなどです。遺伝学的検査では、画像診断、遺伝生化学的検査としての17-OHP値と染色体検査（SRYの有無）、各種ホルモン検査、遺伝子解析をもとに分類します。初期対応で最も大切なのは、「男の子か女の子か分からない」と話したり、「不完全」「異常」といった言葉を使うこと、その場で最も可能性のある性を安易に告げたりするのは避けた方がよいということです。出生届は出生14日以内に提出する必要がありますが、性別や名前は保留または空欄でも提出可能で、追完届を提出することが可能です。ただし、戸籍には追完したことが記載されます。いったん提出した場合、性別や名前の変更には家庭裁判所への申し立てが必要です。Y成分が存在する場合には、性腺腫瘍を来す可能性が高まりますので、将来的に対応する必要があります。

生殖器の分化

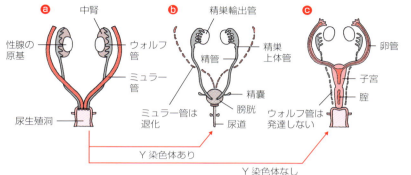

ⓐ 未分化期：性腺が未分化の時期は、男女ともにウォルフ管とミュラー管が認められ、生殖器の分化は起こっていない。
ⓑ 男性生殖器への分化：Y染色体があると、生殖原基は精巣へと分化し、ウォルフ管は男性生殖器となり、ミュラー管は退化する。
ⓒ 女性生殖器への分化：Y染色体がない場合には、ミュラー管は卵管・子宮・腟の上部となり、ウォルフ管は発達しない。

抗ミュラー管ホルモンとテストステロンの作用

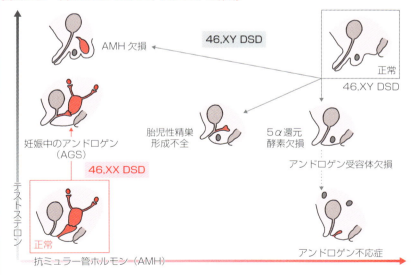

坂井建雄ほか編『解剖生理学』第9版（医学書院，2014年）および、ウルリッヒ・ドレーブス『発生学アトラス』（文光堂，1997年）より引用改変

Q56 原発無月経と遺伝学的異常の関係は？

A 性染色体異常や遺伝性疾患が関連する場合、告知やカウンセリングが極めて重要な位置付けになります。

　原発無月経は、子宮性、卵巣性、性分化疾患、中枢性（視床下部－下垂体）に大別されます。原発無月経には染色体異常の関与が大きく、米国の研究ですが、原発無月経の 50%、30 歳以下の続発無月経の 13% で染色体異常が認められたという報告もあります。

　X 染色体の（厳密に言えば短腕）モノソミーを原因とする Turner 症候群は、卵巣性無月経を起こす染色体疾患の代表です。しかし、モザイク症例などの場合では、必ず原発無月経となるわけではなく、挙児を得たケースも知られています。

　卵巣形成不全は、常染色体優性（*NR5A1*、*FOXL2* など）、常染色体劣性（*FSHR*、*WNT4* など）や X 連鎖性（*BMP15* など）の各遺伝形式を取る遺伝性異質性を示します。表現型は性別によって違うので、家系図の作成の際には注意が必要です。

　表現型が女性で、染色体が 46,XY のときには、アンドロゲン不応症（AIS）を考えます。AIS は、完全型（CAIS）（OMIM ＃ 300068）、不完全型（PAIS）（OMIM ＃ 312300）、Reifenstein 症候群、男性不妊症に分類されます。精巣が存在するので、腫瘍化を防ぐために摘出術が検討されます。アンドロゲン受容体は X 染色体上にあるため、CAIS となる変異を持った保因者女性の子は、表現型が全て女性となります。

　Kallmann 症候群は、視床下部の LHRH ニューロンの遊走や分布の障害により黄体形成ホルモン放出ホルモン（LHRH）分泌の欠如から減少を来し、無月経となる症候群です。これは、嗅球の形成にも影響することがあり、無嗅症や低嗅症を来すことがあります。また、他に合併しうる表現型として、口唇口蓋裂や難聴などがあります。

　このほかにも、視床下部の障害に起因する、性器の発育不全と女性型の肥満を主症状とする Fröhlich 症候群や、性腺機能低下症に肥満、知的障害、網膜色素変性症、慢性腎障害、多指合指を合併する Bardet-Biedl 症候群（OMIM ＃ 209900、＃

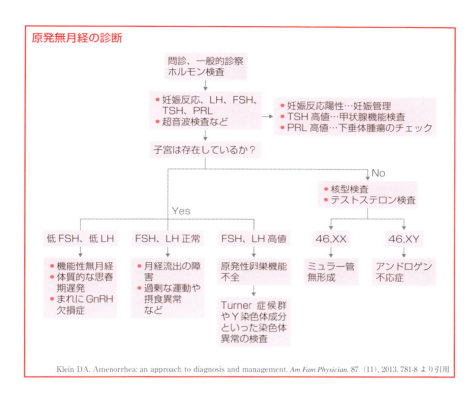

Klein DA. Amenorrhea: an approach to diagnosis and management. *Am Fam Physician*. 87 (11), 2013, 781-8 より引用

615981 など）など、多数の疾患があります。

> **Turner 女性の妊娠・出産**：Turner 症候群の女性の妊娠・出産も注目されてきています。自然妊娠する方も 1%程度いますが、大部分は生殖補助医療によるものです。近年では、卵子提供による妊娠の事例も出てきました。いずれにしろ、早期診断により、適切なホルモン治療を受け続けていること、合併症の管理がなされていることがカギになります。

Q57 早発卵巣不全と遺伝学的異常の関係は？

A 遺伝学的異常が背景にあって、早発卵巣不全という症状で表れる患者さんがいるという点で注意が必要です。

早発卵巣不全（premature ovarian failure；POF、もしくは premature ovarian insufficiency；POI）は、40歳未満での4〜6カ月間の無月経期間、高ゴナドトロピン値・低エストロゲン値を満たす場合と定義されます。遺伝学的異常だけに限らず、自己免疫疾患、医原性（化学療法、放射線療法）など、多くの原因によって早発卵巣不全が生じます。単一施設の報告ではありますが、POIで遺伝学的異常に起因するものは全体の2.1%だったということです（Maclaran, 2010）。

早発卵巣不全の10〜12%には染色体異常が関連し、その94%にはX染色体の異常が関連していると言われます。Turner症候群やトリプルX女性などが代表的です。よって、早発卵巣不全の原因検索にあたっては、染色体検査を考慮する必要があります。その際、核型にY染色体の成分が存在するときには、性腺腫瘍が生じている可能性を考慮して腹腔内臓器の精査を行います。

X連鎖性の精神発達遅滞の原因の一つである脆弱X症候群も、早発卵巣不全（OMIM＃311360）と関連しています。脆弱X症候群はトリプレットリピート病であり、*FMR1*遺伝子のリピート数が200回以上となると完全変異、55〜200回では前変異の状態、そして40〜54回はグレーゾーンと言われます。グレーゾーンや完全変異では早発卵巣不全のリスクは増加しないのですが、前変異を持った女性の13〜26%に早発卵巣不全が生じるとされています。また、この前変異を持っていると、50歳以降でParkinson様症状、精神症状を呈する脆弱X症候群関連振戦／失調症候群を発症することがあり、この浸透率は女性で5〜10%と考えられています。

常染色体疾患では、ガラクトース血症、低グリコシル化による卵胞刺激ホルモン（FSH）の不活性と早発卵巣不全との関連が知られています。また、眼瞼裂狭小・眼瞼下垂・逆内眼角贅皮症候群（OMIM＃110100）の原因遺伝子である*FOXL2*は

134

早発卵巣不全（POI）の遺伝学的検査とその後の方針

核型分析（主に Turner 症候群の診断）
- 病的変異を認めた場合
  →内分泌科医、循環器科医、臨床遺伝専門医に紹介
- 病的変異を認めなかった場合
  →臨床的に否定しきれない状況であれば、粘膜上皮からモザイクの解析

Y 染色体成分の存在についての確認検査
- 病的変異を認めた場合
  →性腺摘出について検討

脆弱 X 症候群
- 病的変異を認めた場合
  →臨床遺伝専門医に紹介

常染色体疾患の遺伝学的検査は、眼瞼裂狭小・眼瞼下垂・逆内眼角贅皮症候群（BPES）といった特異的な変異が示唆される状況でなければ、POI の女性に対する第一選択としては行わない。

European Society of Human Reproduction and Embryology（ESHRE）. Management of women with premature ovarian insufficiency, 2015 より作成

卵胞形成に影響を及ぼし、早発卵巣不全に関連します。卵胞形成と関連する *NR5A1*、*NOBOX*、*FIGLA* などの他の遺伝子の変異も、早発卵巣閉経の発症の原因となります。

ゲノムワイド関連解析（GWAS）でも、いくつかの候補遺伝子が見つかっています。これらの遺伝子の検索については、現在のところ臨床症状や家族歴など、特異的な状態が推定される場合に検討されますが、その意義についてはまだ検討が必要です。

脆弱 X 症候群の原因遺伝子：*FMR1* は Xq27.3 に位置します。前変異を持った女性の子どもで、リピート数が増加して脆弱 X 症候群が生じる表現促進現象が知られています。このような家族への影響や、本文中に述べたような本人の将来の症状の発症の問題がありますので、診断にあたっては検査前の遺伝カウンセリングが重要です。

引用・参考文献

◆参考図書

1) 福嶋義光監訳. トンプソン＆トンプソン遺伝医学. 第2版. 東京, メディカル・サイエンス・インターナショナル, 2017, 640p.
2) 菅野純夫ほか監訳. ゲノム医学. 東京, メディカル・サイエンス・インターナショナル, 2016, 568p.
3) 櫻井晃洋監訳. コルフ臨床遺伝医学. 原書4版. 東京, 丸善出版, 2014, 320p.
4) 福嶋義光監修. 遺伝カウンセリングマニュアル. 第3版, 東京, 南江堂, 2016, 494p.
5) 徳永勝士編. 人類遺伝学ノート：ゲノム医学・疾患遺伝子探索研究の基礎. 東京, 南山堂, 2007, 115p.
6) 日本産科婦人科学会編. 産婦人科研修の必修知識2016-2018. 東京, 日本産科婦人科学会, 2016, 842p.
7) 日本遺伝学会監修・編. 遺伝単. 東京, エヌ・ティー・エヌ, 2017, 372p.
8) 文部省, 日本遺伝学会. 学術用語集：遺伝学編. 増訂版. 東京, 丸善, 1993, 649p.
9) 室伏きみ子ほか監修. 人類遺伝学用語事典. 東京, オーム社, 2008, 376p.
10) Uhlmann WR, et al., eds. A Guide to Genetic Counseling. 2nd ed. Hoboken, Wiley-Blackwell, 2009, 624p.
11) Gardner JM, et al. Chromosome Abnormalities and Genetic Counseling. New York, Oxford University Press, 2011, 648p.
12) Young IA. Introduction to Risk Calculations Genetic Counseling. New York, Oxford University Press, 2007, 256p.

◆参考ウェブサイト

1) 日本人類遺伝学会. http://jshg.jp/
2) 日本遺伝カウンセリング学会. http://www.jsgc.jp/
3) 日本臨床遺伝専門医制度委員会. http://www.jbmg.jp/
4) 小児慢性特定疾患情報センター. https://www.shouman.jp/
5) 難病情報センター. http://www.nanbyou.or.jp/
6) OMIM® (Online Mendelian Inheritance in Man®). https://www.omim.org/
7) Genetics Home Reference. https://ghr.nlm.nih.gov/
8) Ensembl. https://www.ensembl.org/index.html
9) 染色体異常を見つけたら. http://www.cytogen.jp/index/index.html
10) ヒトゲノムマップ. http://www.lif.kyoto-u.ac.jp/genomemap/html/pdf.html
11) Minds ガイドラインライブラリ. https://minds.jcqhc.or.jp
12) National Guideline Clearinghouse. https://www.guideline.gov

◆引用・参考文献

1〜8章共通
1）日本医学会．医療における遺伝学的検査・診断に関するガイドライン．2011年2月．http://jams.med.or.jp/guideline/genetics-diagnosis.pdf

第1章
1）中村桂子ほか監訳．Essential 細胞生物学．原書第4版．東京，南江堂，2016，888p.
2）平岡泰ほか編．染色体と細胞核のダイナミクス．京都，化学同人，2013，236p.
3）Schinzel A. Catalogue of Unbalanced Chromosome Aberrations in Man. Berlin, Walter de Gruyter & Co, 2001, 982p.
4）McGowan-Jordan J, et al., eds. ISCN 2016 : An International System for Human Cytogenomic Nomenclature (2016). Basel, S Karger Ag, 2016, 140p.
5）Alberts B, et al. Essential Cell Biology. 3rd ed. New York, Garland Science, 2010, 860p.
6）Korf BR, et al. Human Genetics and Genomics. 4th ed. Hoboken, Wiley-Blackwell, 2013, 280p.
7）National Human Genome Resarch Institute. The Cost of Sequencing a Human Genome. https://www.genome.gov/27565109/the-cost-of-sequencing-a-human-genome/

第2章
1）三宅秀彦．メンデル遺伝．産婦人科の実際．64（3），2015、273-8.
2）国立精神・神経医療研究センター病院遺伝カウンセリング室．ミトコンドリア病ハンドブック：ミトコンドリア病をもつ患者さんとそのご家族のために．2012年．http://www.nanbyou.or.jp/upload_files/mt_handbook.pdf
3）National Center for Biotechnology Infcrmation. The Genetic Codes. https://www.ncbi.nlm.nih.gov/Taxonomy/Utils/wprintgc.cgi

第3章
1）Richards S, et al; ACMG Laboratory Quality Assurance Committee. Standards and guidelines for the interpretation of sequence variants: a joint consensus recommendation of the American College of Medical Genetics and Genomics and the Association for Molecular Pathology. Genet Med. 17（5），2015, 405-24.
2）日本遺伝子分析科学同学院遺伝子分析科学認定士制度委員会．遺伝子検査技術：遺伝子分析科学認定士テキスト．東京，宇宙堂八木書店，2016，369p.
3）福嶋義光ほか．遺伝子診療学：遺伝子診断の進歩とゲノム治療の展望．第2版．日本臨牀増刊号．東京，日本臨牀社，2010，675p.

第4章
1）小杉眞司編.遺伝カウンセリングのためのコミュニケーション論.大阪，メディカルドゥ，2016，404p.
2）National Society of Genetic Counselors' Definition Task Force1. A new definition of Genetic Counseling: National Society of Genetic Counselors' Task

Force report. J Genet Couns. 15（2）, 2006, 77-83.

3）Bennett RL, et al. Standardized human pedigree nomenclature: update and assessment of the recommendations of the National Society of Genetic Counselors. J Genet Couns. 17（5）, 2008, 424-33.

4）全国遺伝子医療部門連絡会議　http://www.idenshiiryoubumon.org/

5）日本医学教育学会臨床能力教育ワーキンググループ．基本的臨床技能の学び方・教え方．東京，南山堂，2002，208p.

第5章

1）成育医療委託研究「重症障害新生児医療のガイドライン及びハイリスク新生児の診断システムに関する総合的研究」班（主任研究者：田村正徳）．重篤な疾患を持つ新生児の家族と医療スタッフの話し合いのガイドライン．2004.

2）Moore KL, et al. Before We Are Born : Essentials of Embryology and Birth Defects. 9th ed. Philadelphia, Elsevier, 2015, 384p.

3）Milunsky A. Genetic Disorders and the Fetus : Diagnosis, Prevention, and Treatment. New York, Springer-Verlag New York, 2012, 704p.

4）骨系統疾患コンソーシアム．http://www.riken.jp/lab-www/OA-team/JSDC/about-us.html

5）ACOG Committee Opinion Number 682, Desember 2016. Microarrays and Next-Generation Sequencing Technology: The Use of Advanced Genetic Diagnostic Tools in Obstetrics and Gynecology.

6）ACOG Committee Opinion Number 640, September 2015. Cell-free DNA Screening for Fetal Aneuploidy.

7）Jackson LG, et al. A randomized comparison of transcervical and transabdominal chorionic-villus sampling. The U.S. National Institute of Child Health and Human Development Chorionic-Villus Sampling and Amniocentesis Study Group. N Engl J Med. 327（9）, 1992, 594-8.

8）Ghi T, et al ; International Society of Ultrasound in Obstetrics and Gynecology (ISUOG). ISUOG Practice Guidelines: invasive procedures for prenatal diagnosis. Ultrasound Obstet Gynecol. 48（2）, 2016, 256-68.

9）Schrage R, et al. Amniotic fluid cells in the second trimester of pregnancy. Acta Cytol. 26（4）, 1982, 407-16.

10）American College of Obstetricians and Gynecologists. ACOG Practice Bulletin No. 88, December 2007. Invasive prenatal testing for aneuploidy. Obstet Gynecol. 110（6）, 2007, 1459-67.

11）Committee on Practice Bulletins--Obstetrics, Committee on Genetics, and the Society for Maternal-Fetal Medicine. Practice Bulletin No. 163: Screening for Fetal Aneuploidy. Obstet Gynecol. 127（5）, 2016, e123-37.

12）American College of Obstetricians and Gynecologists' Committee on Practice Bulletins--Obstetrics; Committee on Genetics; Society for Maternal-Fetal Medicine. Practice Bulletin No. 162: Prenatal Diagnostic Testing for Genetic

Disorders. Obstet Gynecol. 127(5), 2016, 108-22.
13) The Fetal Medicine Foundation. https://fetalmedicine.org/
14) Tsui NB, Lo YM. Recent advances in the analysis of fetal nucleic acids in maternal plasma. Curr Opin Hematol. 19(6), 2012, 462-8.
15) Gregg AR, et al. Noninvasive prenatal screening for fetal aneuploidy, 2016 update: a position statement of the American College of Medical Genetics and Genomics. Genet Med. 18(10), 2016, 1056-65.
16) Benn P, et al. Non-invasive prenatal testing for aneuploidy: current status and future prospects. Ultrasound Obstet Gynecol. (1), 2013, 15-33.
17) 日本産科婦人科学会. 出生前に行われる遺伝学的検査および診断に関する見解. 2013年6月. http://www.jsog.or.jp/ethic/H25_6_shusseimae-idengakutekikensa.html
18) 日本産科婦人科学会. 母体血を用いた新しい出生前遺伝学的検査に関する指針. 2013年3月. www.jsog.or.jp/news/pdf/guidelineForNIPT_20130309.pdf
19) ACOG Committee Opinion Number 643, October 2015. Identification and Referral of Maternal Genetic Conditions in Pregnancy.
20) Dotters-Katz SK, et al. Trisomy 13 and the risk of gestational hypertensive disorders: a population-based study. J Matern Fetal Neonatal Med. 2017, 1-5.
21) Nussbaum RL, et al. Thompson & Thompson Genetics in Medicine. 8th ed. Philadelphia, Elsevier, 2015, 560p.
22) Allyse M, et al. Non-invasive prenatal testing: a review of international implementation and challenges. Int J Womens Health. 7, 2015, 113-26.

第6章
1) 新井正美. 癌の遺伝医療. 東京, 南江堂, 2015, 268.
2) 日本乳癌学会編. 科学的根拠に基づく乳癌診療ガイドライン2. 疫学・診断編. 2015年版. 第3版. 東京, 金原出版, 2015, 304p.
3) 厚生労働科学研究がん対策推進総合研究事業研究班編. 遺伝性乳癌卵巣癌症候群(HBOC)診療の手引き. 2017年版. 2017, 164p.
4) NCCN Clinical Practice Guidelines in Oncology (NCCN Guidelines). Genetic/Familial High-Risk Assessment: Breast and Ovarian. Version 2. 2017.
5) NCCN Clinical Practice Guidelines in Oncology (NCCN Guidelines). Ovarian Cancer Including Fallopian Tube Cancer and Primary Peritoneal Cancer. Version 3. 2017.
6) 大腸癌研究会. 遺伝性大腸癌診療ガイドライン. 2016年版. 東京, 金原出版, 2016, 108p.
7) NCCN Clinical Practice Guidelines in Oncology (NCCN Guidelines). Genetic/Familial High-Risk Assessment: Colorectal. Version 3. 2017

第7章
1) 日本生殖医学会編. 生殖医療の必修知識. 東京, 杏林舎, 2017.
2) 小森慎二. ARTにおける遺伝学的問題点と先天異常発生要因. 日本産科婦人科学会雑誌.

54（9），2002，N-451-454.

3）Manipalviratn S, et al. Imprinting disorders and assisted reproductive technology. Fertil Steril. 91（2），2009, 305-15.

4）Eroglu A, Layman LC. Role of ART in imprinting disorders. Semin Reprod Med. 30（2），2012, 92-104.

5）Hayashi M, et al. Adverse obstetric and perinatal outcomes of singleton pregnancies may be related to maternal factors associated with infertility rather than the type of assisted reproductive technology procedure used. Fertil Steril. 98（4），2012, 922-8.

6）Hansen M, et al. Assisted reproductive technology and birth defects: a systematic review and meta-analysis. Hum Reprod Update. 19（4），2013, 330-53.

7）Reik W, et al. Epigenetic reprogramming in mammalian development. Science. 293（5532），2001, 1089-93.

8）厚生労働科学研究費補助金疾病・障害対策研究分野成育疾患克服等次世代育成基盤研究「不育症治療に関する再評価と新たなる治療法の開発に関する研究」（主任研究者：齋藤滋）．2010.

9）長江千愛，瀧正志．その他の先天性凝固因子欠損症の診断と治療．日本血栓止血学会誌. 21（3），2010，297-300.

10）平成 27 年度日本医療研究開発機構成育疾患克服等総合研究事業「抗リン脂質抗体症候群合併妊娠の治療及び予後に関する研究」研究班編．抗リン脂質交抗体症候群合併妊娠の診療ガイドライン．東京，南山堂，2016，77p.

11）Zegers-Hochschild F, et al. The International Glossary on Infertility and Fertility Care, 2017. Fertil Steril. 108（3），2017, 393-406.

12）Mastenbroek S, et al. Preimplantation genetic screening: a systematic review and meta-analysis of RCTs. Hum Reprod Update. 17（4），2011, 454-66.

13）Harton G, et al; European Society for Human Reproduction and Embryology （ESHRE）PGD Consortium. ESHRE PGD consortium best practice guidelines for organization of a PGD centre for PGD/preimplantation genetic screening. Hum Reprod. 26（1），2011, 14-24.

14）Dahdouh EM, et al. Comprehensive chromosome screening improves embryo selection: a meta-analysis. Fertil Steril. 104（6），2015, 1503-12.

15）Brezina PR, Kutteh WH. Clinical applications of preimplantation genetic testing. BMJ. 349, 2014, g7611.

16）Chen M, et al. Can Comprehensive Chromosome Screening Technology Improve IVF/ICSI Outcomes? A Meta-Analysis. PLoS One. 10（10），2015, e0140779.

17）日本産科婦人科学会．「着床前診断」に関する見解．平成 27 年 6 月．http://www.jsog.or.jp/ethic/chakushouzen_20150620.html

第 8 章

1）日本小児内分泌学会性分化・副腎疾患委員会．Webtext：性分化疾患の診断と治療．2016 年 12 月．http://jspe.umin.jp/medical/files/webtext_170104.pdf

2）Klein DA, Poth MA. Amenorrhea: an approach to diagnosis and management. Am Fam Physician. 87(11), 2013, 781-8.

3）European Society for Human Reproduction and Embryology (ESHRE) Guideline Group on POI. ESHRE Guideline: management of women with premature ovarian insufficiency. Hum Reprod. 31(5), 2016, 926-37.

4）Temoçin K, et al. Results of cytogenetic investigation in adolescent patients with primary or secondary amenorrhea. J Pediatr Adolesc Gynecol. 10(2), 1997, 86-8.

5）Maclaran K, et al. Premature ovarian failure: long-term sequelae. Menopause Int. 16(1), 2010, 38-41.

6）坂井建雄ほか編. 解剖生理学. 第 9 版. 東京, 医学書院, 2014, 567p（系統看看護学講座）.

7）ウルリッヒ・ドレーブス. 発生学アトラス. 東京, 文光堂, 1997, 382p.

INDEX | 索 引 |

あ 行

アデニン　10

アムステルダム基準II　106

アレイ CGH　50

アレル　17, 30

　変異型──　28, 30, 32, 34

　野生型──　28, 32

アンドロゲン不応症　112, 132

異数性　18

　──診断　86, 124

イソ染色体　25

遺伝カウンセリング　58, 60, 124

　──の技法　62

　──の実施施設　70

　──の流れ　61

遺伝学的検査　48, 52, 54, 60, 64, 79, 80, 82, 86, 88, 91, 100, 102, 104, 106, 108, 122, 124, 130, 135

　遺伝性乳癌卵巣癌症候群の──　100, 102, 104

　出生前──　86, 88, 91

　性分化疾患の──　130

　早発卵巣不全の──　135

　着床前胚──　122, 124

　発症前──　54, 100, 102, 104, 108

　ヒト──　48

　無侵襲的出生前──　→NIPT

　Lynch 症候群の──　106, 108

遺伝型　17

遺伝子　10

　──の連鎖　29

　──解析技術　51, 53

　──関連検査　48, 50

　──情報単位　53

　──数　19

　──多型　102

　がん──　98

　がん抑制──　98

　偽──　10

　コーディング──　10

　ハウスキーピング──　46

遺伝子検査　48

　ヒト生殖細胞系列──　→ヒト遺伝学的検査

　ヒト体細胞──　48

　病原体──　48

　ヒト生殖細胞系列──　→ヒト遺伝学的検査

遺伝子・配偶子病　76

遺伝性疾患　8, 16, 122

　──合併妊娠　90

　単一──　16, 116

遺伝性腫瘍症候群　98, 104

遺伝性大腸癌診療ガイドライン　109

遺伝性乳癌卵巣癌症候群　96, 100, 102

遺伝病　54

　多因子──　→多因子疾患

　体細胞──　16

　ミトコンドリア──　16, 36, 74

　メンデル──　16, 28

　優性──　28

　劣性──　28

遺伝要因　38, 96

遺伝率　39, 55

医療における遺伝学的検査・診断に関するガイドライン　48, 58

インフォームド・コンセント　58, 124

インフォームド・チョイス　58

インプリンティング　→刷り込み現象

栄養外胚葉細胞　124

エピジェネティクス　40, 118

塩基　10, 40, 45, 52

オープンクロマチン　40

か　行

改訂ベセスダガイドライン　106

ガイドライン　92

　遺伝性大腸癌診療――　109

　医療における遺伝学的検査・診断に関する
　――　48, 58

　改訂ベセスダ――　106

　抗リン脂質抗体症候群――　121

　重篤な疾患を持つ新生児の家族と医療スタッ
　フの話し合いの――　75

外表奇形　74

核 DNA　36

核型の記載　26

確定的検査　80, 82

家系図　64

家族性腫瘍　32, 96, 99

家族歴の聴取　64

がん遺伝子　98

環境要因　38, 96

環状染色体　24

完全優性　32

がん抑制遺伝子　98

偽遺伝子　10

奇形　76

偽常染色体領域　12, 16, 22

機能獲得型変異　32, 47

機能喪失型変異　46

逆位　24, 50

　腕間――　24

　腕内――　24

凝縮　12, 13

　脱――　13

筋強直性ジストロフィー　90

均衡型異常　24

均衡型転座　66, 114, 116

近親婚　31

クアドラプルマーカー　84

グアニン　10

組換え　14

クロマチン　40

経験的再発率　66

形態評価　78

血液凝固異常　120

欠失　24

ゲノム　10, 13, 24, 40, 44, 50, 52

　――ワイド関連解析　38

減数分裂　14, 114

顕性　29

原発無月経　112, 130, 132

交互分離　114

交差　14

口唇口蓋裂　74

構造異常　16, 24

抗ミュラー管ホルモン　131

抗リン脂質抗体症候群　120

　――ガイドライン　121

コーディング遺伝子　10

コード DNA 領域　10

143

コドン表　37

コヒーシン　21

コピー数異常　50

コンバインド検査　84

コンパウンドヘテロ接合体　28

さ 行

サーベイランス　104, 108

座位　17

再発危険率　32

再発率　66

　経験的——　66

細胞分裂　14

サバイバーズギルト　101

サンガー法　51

三価染色体　114

シークエンス　76

シークエンス法　52

　次世代——　51, 124

　大量並列——　51, 52

思春期早発　130

次中部着糸型染色体　13

シトシン　10, 40

習慣流産　113

重篤な疾患を持つ新生児の家族と医療スタッフ
　の話し合いのガイドライン　75

絨毛検査　78, 80

　——の流産リスク　81

出生前診断　74, 78, 80, 82, 88, 92

症候群　76

娘細胞　14, 114

常染色体　12, 20

常染色体優生遺伝　16, 32

　——嚢胞腎　32

——劣勢遺伝　16, 30

冗長性　46, 54

上皮性卵巣癌　98, 100

情報収集　60

女性医療　128

自律の尊重　58

進化の中立説　45

浸透率　32, 54, 55, 64

数的異常　16, 18, 20, 22

ストマイ難聴　37

刷り込み現象　40

脆弱X症候群　112, 134

正常変異　45

生殖器の分化　131

生殖細胞系列の変異　9, 33

生殖適応度　8

生殖補助医療　112, 118

性染色体　12, 22

性腺モザイク　8, 66

精巣内精子抽出法　116

精度管理　85

性分化疾患　23, 112, 128, 130

性別の決定　74

染色体　10, 12

　——異常　16, 20

　——検査　50

　——テリトリー　13

　——不均衡　114

　——分染法　51

　イソ——　25

　環状——　24

　三価——　114

　次中部着糸型——　13

　性——　12, 22

相同―― 14

端部着糸型―― 13, 24

中部着糸型―― 13

同腕―― 25

の不分離 15, 20, 25

マーカー―― 25

四価―― 114

X ―― 34

「染色体異常をみつけたら」 69

潜性 29

先天異常 76, 78

――の感受性 77

先天性第XIII因子欠乏症 120

先天代謝異常症 74

セントロメア 12

相互転座 24, 114

創始者効果 31

造精機能障害 116

相対危険率 38

相同染色体 14

挿入 24

早発卵巣不全 23, 112, 130, 134

ソフトマーカー 84

た 行

胎芽病 76

体細胞遺伝病 16

体細胞分裂 14

体細胞変異 33

胎児鏡 79

胎児採血 79

胎児体腔穿刺 79

胎児皮膚生検 79

胎児病 76

ダイソミー 40

大腸癌 106, 108

胎盤性モザイク 9, 80

大量並列シークエンス法 51, 52

多因子遺伝 38

多因子疾患 16, 67, 96

脱凝縮 13

多発性内分泌腫瘍症 I 型 96, 99

ダブルトリソミー 21

多面発現 76

単一遺伝子疾患 16, 116

男性不妊 113, 116, 132

タンパク質 10, 32, 46

端部着糸型染色体 13, 24

短腕 13

チーム医療 59, 74

チミン 10

着床前診断 122, 124

着床前胚遺伝学的検査 122, 124

中部着糸型染色体 13

超音波検査 79

超音波マーカー 84

重複 24

長腕 13

データベース 68

デオキシリボ核酸 →DNA

テストステロン 131

テトラソミー 21

テロメア 13

転座 50, 114

均衡型―― 66, 114, 116

相互―― 24, 114

ロバートソン―― 24, 114

Three-way ―― 114

145

同腕染色体　25

独立の法則　29

トリソミー　18, 20, 22

　ダブル――　21

　非モザイク――　20

　部分――　20

　13 ――　20

　18 ――　20

　21 ――　20, 84

トリプル X 女性　22, 112, 130, 134

トリプルネガティブ乳癌　100

トリプルマーカー検査　84

な　行

ナリソミー　20

二分脊椎　74

日本産婦人科遺伝診療学会　71

ヌクレオソーム　40

囊胞線維症　113, 116

乗換え　14

は　行

バー小体　22

配偶子　14

　――形成　114

倍数性　18, 20

ハウスキーピング遺伝子　46

破壊　76

発症前診断　100

パネル検査　97, 103

ハプロ不全　32, 46

バリアント　44, 50, 52

　――の分類　45

ピアサポート　75

非確定的検査　84, 89

非コード遺伝子領域　10

ヒストン　10, 40

ヒト遺伝学的検査　48

ヒトゲノム　10

　――計画　11

ヒト生殖細胞系列遺伝子検査

　→ヒト遺伝学的検査

ヒト体細胞遺伝子検査　48

非モザイクトリソミー　20

表現型　17, 28, 30, 32, 38

表現促進現象　90

病原体遺伝子検査　48

病原体核酸検査　→病原体遺伝子検査

表現度　64, 66

　――の差　54, 55

病的変異　102

不育症　24, 120

フェニルケトン尿症　90

不完全浸透　66

不完全優性　32

不均衡型異常　24

複合ヘテロ接合体　28, 31

父性刷り込み　40

不妊症　24, 112

　男性――　113, 116, 132

不分離　15, 20, 25

部分トリソミー　20

部分モノソミー　20

プロテイン C 欠損症　112, 120

プロテイン S 欠損症　112, 120

分離　28, 31, 33, 35, 114

　――の法則　28, 30

　交互――　114

不—— 15, 20
　隣接 1 型—— 114
　隣接 2 型—— 114
閉塞性無精子症　113
ヘテロクロマチン　40
ヘテロ接合体　28, 32, 34, 100
　コンパウンド——　28
ヘテロプラスミー　36
ヘミ接合　34, 35
変異　8, 44, 54
　意義不明の——　102
　機能獲得型——　32, 47
　機能喪失型——　46
　正常——　45
　生殖細胞系列の——　9, 33
　体細胞——　33
　病的——　102
変異型アレル　28, 30, 32, 34
変形　76
保因者　30, 34, 66
乏精子症　22
母性刷り込み　40
母体血清マーカー　79, 84
母体血中セルフリー DNA　79, 86
ボトルネック効果　37
ホモ接合体　28, 32, 34
ホモプラスミー　37

ま　行

マーカー染色体　25
マイクロアレイ法　51, 52
マイクロサテライト不安定性　106
ミスマッチ修復遺伝子　106
ミトコンドリア DNA　36

ミトコンドリア遺伝性疾患　16, 36, 74
無侵襲的出生前遺伝学的検査　→NIPT
無精子症　22, 113, 114, 116
　閉塞性——　113
メチル化　40, 118
免疫染色　107
メンデル遺伝病　16, 28
モノソミー　18, 20, 22

や　行

野生型アレル　28, 32
ユークロマチン　40
優性遺伝病　28
優性阻害効果　32, 47
羊水検査　79, 82
　——の流産リスク　83
四価染色体　114

ら　行

卵巣癌　96, 106, 108
　上皮性——　98, 100
卵巣形成不全　132
リスク低減手術　104
流産　19
　習慣——　113
臨床的妥当性　48
臨床的有用性　48
隣接 1 型分離　114
隣接 2 型分離　114
隣接遺伝子症候群　16
劣性遺伝病　28
ロバートソン転座　24, 114

わ 行

腕間逆位　24

腕内逆位　24

英 数

13 トリソミー　20

18 トリソミー　20

21 トリソミー　20, 84

46,XY 女性　112

Angelman 症候群　118

Bardet-Biedl 症候群　132

Barr body　→バー小体

Beckwith-Wiedemann 症候群　118

Bloom 症候群　112

BRCA1/2　98, 100, 102, 104

BRCA-related breast and/or ovarian
cancer syndrome　105

ClinVar　68

confined placental mosaicism ; CPM
→胎盤性モザイク

copy number variation ; CNV　45

Cowden 症候群　96

CPEO　→Kearns-Sayre 症候群

CT　79

C 分染法　50

DNA　10

——のコピー数　14

——ミスマッチ遺伝子　98

核——　36

母体血中セルフリー——　79, 86

ミトコンドリア——　36

Down 症候群　→21 トリソミー

European Cytogeneticists Association
Register of Unbalanced Chromosome
Aberrations ; ECARUCA　21, 69

Edwards 症候群　→18 トリソミー　20

ethical, legal and social issues ; ELSI　49

EUROCAT　92

Fanconi 貧血　112, 116

FISH 法　50, 52

FMR1　134

Fröhlich 症候群　132

GeneReviews®　68

GeneTests™　68

Genetic Home Reference　68

Genetic Testing Registry ; GTR　68

genotype　→遺伝型

GWAS　→ゲノムワイド関連解析

G 分染法　50, 52

Hardy-Weinberg の法則　30, 66

Hirschsprug 病　99

insertion/deletion ; Indel　44

Kallmann 症候群　112, 132

Kearns-Sayre 症候群　36

Klinefelter 症候群　22, 113, 116

Kyoto Encyclopedia of Genes and
Genomes ; KEGG　69

Leigh 脳症　36

Lynch 症候群　96, 106, 108

Marfan 症候群　90

massive parallel sequencing
→大量並列シークエンス法

MELAS　36

MERRF　36

Minds ガイドラインライブラリ　93

MLPA 法　50

MRI **79**

MSI →マイクロサテライト不安定性

mtDNA →ミトコンドリア DNA

National Comprehensive Cancer
Network；NCCN **101**

National Guideline Clearinghouse **93**

next generation sequencing；NGS
→次世代シークエンス

NIPT **84, 88**

nuchal translucency；NT **84**

Online Mendelian inheritance in Man®；
OMIM® **16, 68**

Pallister-Killian 症候群 **21**

PARP 阻害薬 **98, 104**

Patau 症候群 →13 トリソミー

PCR 法 **50**

Peutz-Jeghers 症候群 **96, 130**

phenotype →表現型

PolyPhen-2 **69**

premature ovarian insufficiency；POI
→早発卵巣不全

pseudoautosomal region；PAR
→偽常染色体領域

quality control；QC →精度管理

Reifenstein 症候群 **132**

RET 遺伝子 **99**

R 分染法 **50**

short tandem repeat polymorphism；
STRP **44**

SHOX 遺伝子 **22**

single nucleotide polymorphism；SNP
44

Southern blot 法 **50, 52**

The Genetic and Rare Diseases
Information Center；GARD **68**

Three-way 転座 **114**

Turner 症候群 **23, 112, 130, 132, 134**

Two-hit 仮説 **33, 46, 98**

variable number tandem repeat；VNTR
45

XXX 女性 →トリプル X 女性

XYY 男性 **22**

X 染色体 **34**

――の不活化 **12, 22**

X 連鎖遺伝 **16, 34**

Y 連鎖遺伝 **16, 35**

β - サラセミア **116**

149

著者略歴

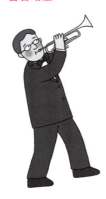

山田 重人 Yamada Shigehito

京都大学大学院医学研究科人間健康科学系専攻 教授
京都大学大学院医学研究科附属先天異常標本解析センター 教授（兼任）

京都大学医学部附属病院遺伝子診療部 副部長
兵庫県立尼崎総合医療センター、小阪産病院、ハシイ産婦人科 非常勤医師

1998 年　京都大学医学部医学科卒業
2000 年　兵庫県立尼崎病院産婦人科
2006 年　京都大学大学院医学研究科修了（医学博士）
2006 年　アメリカ国立衛生研究所（NIH）博士研究員
2008 年　京都大学大学院医学研究科附属先天異常標本解析センター 准教授
2012 年 4 月より現職

日本産科婦人科学会 産婦人科専門医
日本人類遺伝学会・日本遺伝カウンセリング学会 臨床遺伝専門医

◆学会活動
日本先天異常学会 監事・評議員
日本産科婦人科遺伝診療学会 幹事長・代議員
日本人類遺伝学会 評議員
日本遺伝カウンセリング学会 評議員

◆趣味
不可能を可能にするアクロバティックな出張日程を組むこと
資格をとること（ファイナンシャルプランナー 2 級、危険物取扱者甲種、情報処理技術者試験〔AD、SU、FE、SW〕など保持）
クラシック音楽（鑑賞、演奏：トランペット）

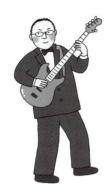

三宅 秀彦　Miyake Hidehiko

お茶の水女子大学大学院人間文化創成科学研究科
ライフサイエンス専攻遺伝カウンセリングコース 教授

国立病院機構京都医療センター遺伝診療部 顧問
東京女子医科大学附属遺伝子医療センター 客員教授
日本医科大学産婦人科／遺伝診療科 非常勤講師
京都大学医学部附属病院 非常勤医師

1993 年　　日本医科大学卒業
2009 年　　日本医科大学産婦人科学教室 講師
2011 年　　葛飾赤十字産院 第 1 産科部長
2013 年　　京都大学医学部附属病院遺伝子診療部 特定准教授
2017 年 4 月より現職

日本産科婦人科学会 産婦人科専門医
日本人類遺伝学会・日本遺伝カウンセリング学会 臨床遺伝専門医・指導医

◆学会活動
日本遺伝カウンセリング学会 理事・評議員
日本人類遺伝学会 広報委員長・評議員
日本産科婦人科遺伝診療学会 代議員
日本人類遺伝学会・日本遺伝カウンセリング学会共同認定
　臨床遺伝専門医制度委員会 委員
日本人類遺伝学会・日本遺伝カウンセリング学会共同認定
　認定遺伝カウンセラー制度委員会 委員

◆趣味
音楽（鑑賞、演奏：エレクトリックベース・バストロンボーン、CD 収集）
読書（ビブリオフィリア）
批判的精神をもって世を眺めること

女性ヘルスケア practice 4

産婦人科診療に役立つ
早わかり遺伝医療入門
―Q&A でさらっとなっとく

2018年1月1日発行　第1版第1刷

著　者　山田 重人／三宅 秀彦

発行者　長谷川 素美

発行所　株式会社メディカ出版
　　　　〒532-8588
　　　　大阪市淀川区宮原3-4-30
　　　　ニッセイ新大阪ビル16F
　　　　http://www.medica.co.jp/

編集担当　木村有希子
装　　幀　Rough Design　高畠なぎさ
イラスト　みやよしえ
印刷・製本　株式会社NPCコーポレーション

© Shigehito YAMADA, 2018

本書の複製権・翻訳権・翻案権・上映権・譲渡権・公衆送信権
（送信可能化権を含む）は、（株）メディカ出版が保有します。

ISBN978-4-8404-6495-6　　Printed and bound in Japan

当社出版物に関する各種お問い合わせ先（受付時間：平日9：00～17：00）
●編集内容については、編集局 06-6398-5048
●ご注文・不良品（乱丁・落丁）については、お客様センター 0120-276-591
●付属の CD-ROM、DVD、ダウンロードの動作不具合などについては、
　　　　　　　　　　　　　　　　デジタル助っ人サービス 0120-276-592